AF867806

Andrea Mader

Praktisches Wundmanagement

PFLEGE kolleg

Patientenorientiert handeln – kompetent überleiten

schlütersche

Andrea Mader ist Gesundheits- und Krankheitspflegerin, Fachkraft für Pflegeüberleitung, Pflegeberaterin §7aSGBXI, Sprecherin der AG Pflegeüberleitung Baden-Württemberg beim DBfK Südwest, Wundexpertin ICW e. V. und Sprecherin der AG Wunde Buchen/Odenwald ICW.

Unter Mitarbeit von:

Hildegard Breunig ist Altenpflegerin und Lehrerin für Pflegeberufe.

Michael Heilig ist Altenpfleger und Pflegedienstleitung in einem Seniorenzentrum.

Dr. Sabine Kirsch ist Fachärztin für Chirurgie und ärztliche Wundexpertin ICW.

Margot Kostenbader ist Gesundheits- und Krankenpflegerin sowie Wundexpertin ICW.

Stefanie Kortekamp M.A., arbeitet im Bereich Management im Gesundheitswesen der Hochschule Osnabrück, Fakultät für Wirtschafts- und Sozialwissenschaften.

Inna Kraus ist Gesundheits- und Krankenpflegerin sowie Wundexpertin ICW.

Dagmar Kremsreiter ist Gesundheits- und Krankenpflegerin sowie Wundexpertin ICW.

Corina Nübel ist Gesundheits- und Krankenpflegerin sowie Wundexpertin ICW.

Sonja Seeber ist Gesundheits- und Krankenpflegerin sowie Wundexpertin ICW.

Michael Winnewisser ist Altenpfleger und Hausleiter in einem Seniorenzentrum.

Man sollte nie dem Glauben verfallen, eine kleine Gruppe ideenreicher, engagierter Leute könnte die Welt nicht ändern. Tatsächlich wurde sie nie durch etwas anderes geändert.

MARGARET MEAD

Der Pflegebrief Newsletter – für die schnelle Information zwischendurch
Anmelden unter www.pflegen-online.de

Bibliografische Information der Deutschen Nationalbibliothek
Die Deutsche Nationalbibliothek verzeichnet diese Publikation in der Deutschen Nationalbibliografie; detaillierte bibliografische Daten sind im Internet über http://dnb.ddb.de abrufbar.

ISBN 978-3-89993-373-4 (Print)
ISBN 978-3-8426-8812-4 (PDF)
ISBN 978-3-8426-8813-1 (EPUB)

Nachdruck der 1. Auflage von 2016 (PoD)

Reihengestaltung:	Groothuis, Lohfert, Consorten, Hamburg
Umschlaggestaltung:	Kerker + Baum, Büro für Gestaltung GbR, Hannover
Bildnachweis:	© vege – fotolia.com: Titel
	© freshidea – fotolia.com: 90
Satz:	PER Medien & Marketing GmbH, Braunschweig
Druck:	KN Digital Printforce GmbH, Erfurt

INHALT

Teil II – Praxis

GLOSSAR

Abkürzungen Gesetzbücher

BGB
Bürgerliches Gesetzbuch

SGB
Deutsches Sozialgesetzbuch (SGB): Gliedert sich in zwölf Bücher, die jeweils mit fortlaufenden Paragrafen nummeriert sind und daher gesetzestechnisch als jeweils eigenständige Gesetze gelten.

SGB V
Sozialgesetzbuch, Fünftes Buch (SGB V): Gesetzliche Krankenversicherung

Betrifft Organisation, Versicherungspflicht und Leistungen der gesetzlichen Krankenkassen sowie deren Rechtsbeziehungen zu weiteren Leistungserbringern (Ärzte, Apotheker etc.)

SGB XI
Sozialgesetzbuch, Elftes Buch (SGB XI): Pflegeversicherung

In Kraft seit 01. Januar 1995

SGB XI § 7a
Sozialgesetzbuch, Elftes Buch (SGB XI) , Paragraf 7a: Pflegeberatung

Seit dem 01. Januar 2009 hat jeder Pflegebedürftige in Deutschland einen Anspruch auf individuelle Pflegeberatung durch die Pflegekassen (Pflegeweiterentwicklungsgesetz). Diese erweiterte Pflegeberatung zielt darauf ab, den Pflegebedürftigen eine umfassende Unterstützung bei der Auswahl und Inanspruchnahme notwendiger Hilfe- und Pflegeleistungen zukommen zu lassen und auf die dazu erforderlichen Maßnahmen hinzuwirken.

Der GKV-Spitzenverband hat am 29. August 2008 die Empfehlungen zur Anzahl und Qualifikation der Pflegeberater nach § 7a SGB XI beschlossen.

Abkürzungen

DNQP

Deutsches Netzwerk für Qualitätsentwicklung in der Pflege

Das Deutsche Netzwerk für Qualitätsentwicklung in der Pflege (DNQP) ist ein bundesweiter Zusammenschluss von FachkollegInnen in der Pflege, die sich mit dem Thema Qualitätsentwicklung auseinandersetzen. Übergreifende Zielsetzung des DNQP ist die Förderung der Pflegequalität auf der Basis von Praxis- und Expertenstandards in allen Einsatzfeldern der Pflege. Die inhaltliche Steuerung des DNQP erfolgt durch einen Lenkungsausschuss, dessen Mitglieder in unterschiedlichen Aufgabenfeldern der Pflege tätig sind und sich dort mit Fragen der Qualitätsentwicklung in der Pflege befassen. Es handelt sich um VertreterInnen aus Pflegewissenschaft, -management, -lehre und -praxis. Für die Durchführung wissenschaftlicher Projekte und Veröffentlichungen steht ein wissenschaftliches Team an der Hochschule Osnabrück zur Verfügung.

DRG

Diagnosis Related Groups (DRG) (diagnosebezogene Fallgruppen), ökonomisch-medizinisches Klassifikationssystem, mit dem die Leistungen am Patienten anhand der Haupt- und Nebendiagnosen für den einzelnen Behandlungsfall klassifiziert werden.

GKV

Die gesetzliche Krankenversicherung (GKV) in Deutschland ist neben der Renten-, Arbeitslosen-, Unfall- und Pflegeversicherung Bestandteil des deutschen Sozialversicherungssystems und Teil des deutschen Gesundheitssystems.

G-BA

Der Gemeinsame Bundesausschuss (G-BA) ist das oberste Beschlussgremium der gemeinsamen Selbstverwaltung der Ärzte, Zahnärzte, Psychotherapeuten, Krankenhäuser und Krankenkassen in Deutschland.

ICW

Initiative Chronische Wunden e.V. (ICW): Wurde 1995 von Ärzten, Pflegenden, Mitarbeitern der Kostenträger und anderen Engagierten ins Leben gerufen, um die Prophylaxe und Therapie von Menschen mit chronischen Wunden zu verbessern. Insbesondere will die ICW praxisnah und überall möglichst optimale Versorgung erreichen. Am 22. 07. 2002 fand die Gründungsversammlung der ICW als eingetragener Verein in Göttingen statt. Seitdem kann jede natürliche Person aktives Mitglied werden, während juristische Personen bzw. Institutionen wie Organisationen und Firmen Förderkreismitglied in der ICW e. V. werden können.

ICW Wundsiegel

Das seit 2010 bestehende Zertifizierungsverfahren für Wundmanagementsysteme (Krankenhaus, Ambulanter Pflegedienst, Pflegeeinrichtung, Wundambulanz etc.) kann inzwischen als Qualitätsmodell für die vernetzte Wundversorgung gelten. Entwickelt wurde das Verfahren unter der Federführung der ICW e. V. unter Beteiligung einer Fachexpertengruppe. Ab Januar 2016 wird die »Wundsiegelpartner«-Zertifizierung möglich sein. Es betrifft zunächst den Bereich des sogenannten Versorgungsmanagements durch Homecare-Unternehmen, Überleitungspflege sowie selbstständige Pflegekräfte. Durch das ICW e. V. Wundsiegel ist es für Betroffene und ihre Angehörigen möglich, eine Einrichtung zu erkennen, die qualifizierte Wundtherapie nach neuesten wissenschaftlichen Erkenntnissen anbietet. Näheres unter www.icwunden.de.

MFA

Medizinische Fachangestellte (MFA), bis zum 31. Juli 2006: Arzthelfer, arbeiten überwiegend in Arztpraxen zur Unterstützung der Ärzte.

NES

Nationaler Expertenstandard (NES): Ist ein Instrument der Qualitätsentwicklung auf nationaler Ebene. Er trifft Aussagen zu bestimmten Pflegeproblemen, die das aktuelle Wissen in Pflegewissenschaft und Pflegepraxis berücksichtigen, und enthält Handlungsrichtlinien, auf die sich ausgewählte Vertreter der Berufsgruppe geeinigt haben.

NOK
Neckar-Odenwald-Kreis

OPS-Code
Der Operationen- und Prozedurenschlüssel (OPS) ist die amtliche Klassifikation zum Verschlüsseln von Operationen, Prozeduren und allgemein medizinischen Maßnahmen im stationären Bereich und beim ambulanten Operieren. Seit dem 1. Januar 2016 ist der OPS in der Version 2016 anzuwenden.
9-401.: psychosoziale Interventionen
Hinweis: Bei Durchführung mehrerer Beratungen, organisatorischer oder therapeutischer Maßnahmen sind die Zeiten jeweils zu addieren.
9-401.0: sozialrechtliche Beratung
Hinweis: Information und Beratung zu Möglichkeiten sozialrechtlicher Unterstützungen, einschließlich organisatorischer Maßnahmen
9-401.00: mindestens 50 Minuten bis 2 Stunden
9-401.01: mehr als 2 Stunden bis 4 Stunden
9-401.02: mehr als 4 Stunden
Nachsorgeorganisation
Hinweis: Beratung und organisatorische Maßnahmen hinsichtlich ambulanter und stationärer Nachsorge
9-401.22: mindestens 50 Minuten bis 2 Stunden
9-401.23: mehr als 2 Stunden bis 4 Stunden
9-401.25: mehr als 4 Stunden bis 6 Stunden
9-401.26: mehr als 6 Stunden

TÜV Rheinland
Die TÜV Rheinland AG ist ein international tätiger, unabhängiger Prüfdienstleister mit Sitz in Köln. TÜV Rheinland ist als technische Prüforganisation in den Bereichen Sicherheit, Effizienz und Qualität tätig. Dienstleistungen bietet der TÜV Rheinland auch in der Gesundheitsbranche an, z. B. Wundexperte ICW e. V.

Fachbegriffe

Debridement

Als Debridement bezeichnet man die Sanierung des Wundbettes. Dies geschieht durch die Entfernung nekrotischer und fibrinöser Beläge. Ein Debridement dient der Herstellung eines physiologischen Wundmilieus zur Förderung der Heilung und Vorbeugung von Wundinfektionen. Beim chirurgischen Debridement werden die Nekrosen mittels chirurgischer Instrumente abgetragen.

Drehtüreffekt

Schneller Wechsel zwischen zwei Zuständen; der Gesundheitszustand des nicht vollständig ausgeheilten Patienten macht eine erneute Krankenhausaufnahme kurze Zeit nach der Entlassung wieder notwendig.

Interdisziplinarität

Zusammenarbeit verschiedener Fachrichtungen unter Nutzung von Ansätzen, Denkweisen und Methoden der einzelnen Richtungen für eine gemeinsame Zielerreichung.

Multimorbidität

Gleichzeitiges Bestehen mehrerer Krankheiten bei einer Person; die Mehrfacherkrankungen treten mit zunehmendem Alter vermehrt auf.

Regress

Unter Regress versteht man im Kassenarztwesen eine Strafzahlung. Sie kann von einer Prüfungskommission angeordnet werden, wenn ein Arzt – im Vergleich zum Fachgruppendurchschnitt – das durch Festlegung sogenannter Richtgrößen berechnete Arznei-, Hilfs- oder Heilmittelbudget signifikant überschritten hat. Diesen Ersatzanspruch hat der Arzt zu tragen, obwohl ihm der eingeforderte Betrag nicht als Honorar für persönliche Leistungserbringung verbucht wurde.

VORWORT

Meine persönliche Motivation für dieses Buch hat der Pflegedirektor und Case-Management-Experte René Bostelaar sehr passend folgenderweise zusammengefasst:

»Vorbehaltsaufgaben einzelner Berufsgruppen haben ausgedient. Nur wer als Berufsgruppen und als Individuum offen und bereit ist für die tief greifenden Veränderungen, die z. B. mit Machtverlust, Verlagerung von Entscheidungskompetenz und Neuverteilung der Aufgaben einhergehen, leistet einen wirklich konstruktiven Beitrag im Gesundheitswesen.

Erst wenn wir Patienten als Kunden verstehen, sie ins Zentrum unserer Tätigkeiten rücken, uns als Dienstleistungserbringer verstehen oder verhalten und letztendlich unsere Arbeit danach organisieren, können die neuen Aufgaben des Gesundheitswesens erfolgreich umgesetzt werden. Dies betrifft ausnahmslos alle Berufsgruppen eines Krankenhauses«.[1]

Mit diesem Buch zum interdisziplinären Wundmanagement möchte ich einen Anreiz und Mut zur Veränderung in diesem Bereich setzen. Als Pflegefachkraft mit Zusatzqualifikationen im Bereich der Pflegeüberleitung/Pflegeberatung und Wundexpertin ICW e. V. arbeite ich seit über 15 Jahren an der Schnittstelle der stationären und ambulanten Versorgung. Von essenzieller Bedeutung war und ist für mich der Ausbau und die Intensivierung der Kommunikation mit allen beteiligten Berufsgruppen. Da nach wie vor unterschiedliche sektorale Rahmenbedingungen und gesetzliche Voraussetzungen bestehen und zudem schwindende Ressourcen unser Gesundheitswesen prägen, können Versorgungseinbrüche nur durch eine adäquate Zusammenarbeit aller minimiert werden.

Grundlage dieses Handbuches ist für mich meine Fallstudie Case Management zum Zentralen Wundmanagement der Neckar Odenwald Kliniken am Krankenhausstandort Buchen im Rahmen meiner Weiterbildung zum

1 Bostelaar, Rene A. (Hrsg.) Case Management im Krankenhaus. Aufsätze zum Kölner Modell in Theorie und Praxis. Schlütersche Verlagsgesellschaft, Hannover 2008 S. 31 u. S. 37

Pflegeberater nach § 7a SGB XI an der Bayerischen Pflegeakademie München 2014.

Wichtig

Unsere betroffenen Patienten müssen im Mittelpunkt des Handels stehen und nicht im Wege! Sie bestimmen die Handlungen und die Zielsetzung unseres Vorgehens, nicht einzelne Kompetenzen oder Berufsgruppen.

In diesem Handbuch möchte ich Ihnen die Arbeit unseres Netzwerks und – als zentralen Bestandteil – unsere gemeinsame Dokumentation, den Wundüberleitungsbogen, vorstellen. Ebenso ist mir wichtig, den Ablauf der Überleitung sowie bereits bestehende Arbeitsergebnisse unseres Netzwerks praxisnah zu schildern.

Das Besondere dabei: Autoren aus vielen Fachbereichen haben an dem Buch mitgewirkt und informieren aus ihrem Blickwinkel über das Thema. Das ermöglicht eine interdisziplinäre Sicht, die für diesen Bereich so wichtig ist und von uns gefordert wird.

Den beteiligten Kolleginnen und Kollegen bin ich für diese Unterstützung sehr dankbar.

Buchen, im Juni 2016 Andrea Mader

EINLEITUNG

Gerade der Bereich der Wundversorgung hat in den letzten Jahren an Bedeutung gewonnen und ist von vielen neuen Erkenntnissen geprägt, die verbunden sind mit einem hohen Anspruch steter Aktualität. Grundvoraussetzung dafür ist die Bereitschaft zur Qualifikation und zu steter Erneuerung der Fachkompetenz in diesem Bereich.

Unumstritten ist die Komplexität in der Wundversorgung, denn die Behandlung von Menschen mit chronischen Wunden erfordert ein detailliertes Fachwissen und eine Spezialisierung der Behandler. Moderne Wundversorgung bedeutet Diagnostik und Kausaltherapie.

»Die eine ›Standardtherapie‹ für Wunden existiert nicht. Auf den individuellen Wundzustand muss mit einer adäquaten, individuellen Therapie reagiert werden«.[2]

Pflegeexperten haben dabei eine wichtige Rolle, denn oftmals sind sie die Berufsgruppe, die die Verbände wechselt und die betroffenen Menschen begleitet und versorgt.

Nicht ohne Grund müssen Wundexperten kontinuierlich an Schulungsmaßnahmen teilnehmen, um ihre jeweils für fünf Jahre vergebenen Zertifikate zu erneuern. Fortbildungen im Bereich des Wundmanagements werden von mehreren Institutionen angeboten, unter anderem von der Initiative Chronische Wunden (ICW) in Zusammenarbeit mit dem TÜV Rheinland. Inzwischen haben mehr als 27 000 Pflegefachkräfte, Ärzte, Podologen, MFAs und weitere zugelassene Professionen Schulungsangebote zum Wundexperten, Pflegetherapeuten sowie ärztlichen Wundexperten erfolgreich absolviert[3].

Die Initiative Chronische Wunden wurde 1995 als Interessenverein von Fachexperten verschiedener Berufsgruppen und Fachdisziplinen gegründet

2 Leitfaden zur Wundbehandlung im Kreiskrankenhaus Buchen/Odenwald 10/2004
3 ICWe. V.

und ist seit 2002 ein eingetragener Verein. Mittlerweile ist die Fachgesellschaft zur Förderung der Wundheilung in Deutschland seit 2012 durch den gemeinsamen Bundesausschuss als stellungnahmeberechtigte medizinisch wissenschaftliche Fachgesellschaft anerkannt. Die ICW hat sich die Aufgabe gesetzt, die Wundversorgung in Deutschland inhaltlich und strukturell zu entwickeln und besitzt ebenso eine Anerkennung durch die EWMA (European Wound Management Association).

Unser Netzwerk hat sich 2010 als aktive Arbeitsgruppe an die ICW angegliedert.

»Wenn alle schon jetzt vorhandenen Kenntnisse und Erfahrungen in der Prophylaxe und Therapie von chronischen Wunden konsequent und überall genutzt würden – es könnte vieles an Leid und Kosten gespart werden.« (Devise der ICW e. V.)

Wichtig

Dies bedeutet jedoch für alle Behandler, sich für gemeinsames Handeln zu öffnen und neue Wege zu gehen.

Dennoch ist jeder Einzelne, egal welcher Profession, immer wieder aufs Neue gefragt, sich seiner Verantwortung für die ihm anvertrauten Menschen bewusst zu sein.

Jeder kann einen Beitrag zur Wundheilung leisten!

Wir alle wissen, wie schwer es ist, alte Zöpfe abzuschneiden und neue Schuhe einzulaufen! Trotz stetem Fortschritt, leitlinienbasierten Behandlungskonzepten, qualifizierten Weiterbildungen und guten Erfahrungswerten ist es ein langwieriger Prozess, alle Behandler von neuen Behandlungsmethoden zu überzeugen. Viel zu oft herrscht Konkurrenz, Kompetenzgerangel und ein Diktat durch altbewährte, tradierte Strukturen oder Wundverbände und dadurch bedingte Blockaden, die nicht zu einer weiteren Entwicklung oder Entfaltung neuer Methoden und Sichtweisen führen.

Wichtig

Viel zu oft wird in der Verlegungs- und Entlassungssituation von Menschen mit chronischen Wunden der Überleitung an den weiterbehandelnden Sektor zu wenig Aufmerksamkeit geschenkt. Die Beratung, Dokumentation und Kommunikation ist geprägt von Defiziten.

Eine mögliche Information, Anleitung und Schulung sowie Begleitung der betroffenen Menschen findet oftmals nur bruchstückhaft statt und wird, auch aufgrund der verkürzten Verweildauer im stationären Bereich, immer mehr in den ambulanten Sektor verlagert. Auch deswegen ist die gelebte Vernetzung an der Schnittstelle von besonderer Bedeutung und stellt eine Grundlage für weiteres Handeln dar.

Oft fehlt schon als Basisgrundlage eine adäquate Wundüberleitung mit allen nötigen Informationen und dem aktuellen empfohlenen Behandlungsregime zur Wundversorgung. Die Notwendigkeit einer solchen Mitteilung ist im Entlassungsmanagement immer noch nicht flächendeckend vorhanden, die Verantwortlichkeit nicht überall geklärt.

Auch die Vorbereitung der Durchführung, Erstversorgung und die Kommunikation mit den Nachbehandelnden sind nicht immer gewährleistet.

Ein zentrales Arbeitsergebnis unseres Netzwerks ist unser Wundüberleitungsbogen, den wir bei Verlegung innerhalb der Sektoren einsetzen.

Wir möchten diese Dokumentation, verknüpft mit den Ausführungen des Handbuches, nun der Fachöffentlichkeit zur Verfügung und Diskussion stellen, um Anreize zu setzen und den Bedarf für die Kommunikation innerhalb der Sektoren zu initiieren.

Der Bogen wurde bereits nach den Kriterien der Überarbeitung des Expertenstandards für Menschen mit chronischen Wunden und dem GKV Versorgungsstärkungsgesetz 2015 angeglichen und ist somit fachlich aktuell.

Da ich seit 1998 in der Pflegeüberleitung, d.h. dem pflegefachlichen Entlassungsmanagement arbeite, ist es mir auch wichtig, diesen Bereich hervorzuheben, da er für mich die Grundlage einer Vernetzung zum ambulanten Sektor darstellt.

TEIL I

THEORIE

1 DAS PROBLEM: »SCHMERZHAFTE SCHNITTSTELLEN«

1.1 Defizite im Bereich des klinischen Wundmanagements

Basierend auf meinen Erfahrungen an den Neckar-Odenwald-Kliniken, einem Haus der Grund- und Regelversorgung im ländlichen Raum, möchte ich nun die Situation des klinischen Wundmanagements und der oftmals bestehenden Defizite schildern.

Die Krankenhauslandschaft befindet sich in einem ständigen Umbruch. Veränderungsprozesse sind notwendig, um gerade Häuser im ländlichen Raum langfristig zu sichern und den öffentlichen Versorgungsauftrag auch weiterhin erfüllen zu können.

Das Vertrauen der Bevölkerung in eine gute Basisversorgung kann nur durch eine Steigerung der Kundenzufriedenheit durch Qualität der Behandlung und des Versorgungsablaufs erreicht werden.

Schon innerhalb eines Krankenhauses gibt es oft unterschiedliche Kriterien für die lokale Wund- und Behandlungsstrategie, Defizite in der zeitgemäßen Materialkenntnis der Lokaltherapie sowie in der Wundbeurteilung und Dokumentation.

Verstärkt wird diese Problematik durch mangelnde Zusammenarbeit innerhalb der Berufsgruppen, die reduzierte Akzeptanz gegenüber pflegerischem Expertenwissen und fehlende Verfahrensanweisungen.

Nach wie vor ist die Wundversorgung keine medizinische Disziplin. Sie wird im Medizinstudium nicht gelehrt und bringt in der Klinik keine relevante Erlösverbesserung.

Die Wundversorgung, die oftmals sehr zeitaufwendig und materialintensiv durchgeführt werden muss, wird ohne operative Prozedur, z. B. Debridement, prinzipiell nicht bezahlt.

Fazit

Defizite beim klinischen Wundmanagement führen zu schlechten Behandlungsergebnissen und verzögerter Wundheilung oder es kommt zu einem Drehtüreffekt mit Fallzusammenführung – für unseren Patienten bedeutet dies eine Verlängerung seines Leidens!

In vielen Krankenhäusern sind im Pflegebereich seit Jahren Fachkräfte zu Wundexperten ausgebildet worden, aber oftmals nicht quer über alle Fachabteilungen und ohne Verfahrensanweisungen sowie Konzepte effizient zum Einsatz gekommen.

Sie fungierten oft als »Einzelkämpfer« mit mehr oder weniger Durchhaltevermögen und sind selten für ihre Arbeit freigestellt.

Zudem besteht bei dieser hoch belasteten Patientenklientel oft ein komplexer Hilfebedarf im Hinblick auf die Entlassungsversorgung.

Verschärft wird die Situation durch den allerorts bestehenden Personalmangel und ständigen Wechsel des Pflegepersonals.

Wichtig

Die Durchführung einer adäquaten Wundüberleitung in den ambulanten Sektor ist auf eine strukturierte zeitgemäße Behandlungsstrategie im Bereich der Klinik angewiesen.

Bei zunehmender Komplexität der Wundversorgung und um die Erwartungen der Netzwerkpartner bzw. nachstationären Versorger zu erfüllen, ergab sich für uns der Bedarf, die interne Behandlungsqualität in diesem Bereich weiter zu verbessern.

Tradierte Strukturen verhindern oftmals eine zukunftsfähige zielorientierte Weiterentwicklung und Prozessgestaltung. Verschiedene Materialien und

Strategien werden dadurch mit unterschiedlichem Erfolg, Zeit – und vor allem mit unkontrolliertem Kostenaufwand eingesetzt.

Somit ist das Outcome der klinischen Wundversorgung von Diskontinuitäten geprägt. Wiederaufnahmen (Drehtüreffekt) oder eine unnötige Verlängerung der Verweildauer sind die Folge.

Fazit

Das Ergebnis eines defizitären Wundmanagements ist oft die Verschwendung von Ressourcen in allen Bereichen, »unnötige Störungen« bezüglich der Lokaltherapie und eine fehlende standardisierte Qualitätskontrolle – doch hinter jeder Wunde steht ein Mensch!

1.2 Defizite in der Wundüberleitung

Im Blickfeld der Überleitung an den jeweiligen Sektor muss zunächst die Sicherung der weiteren Versorgung stehen. Die Wundversorgung im ambulanten Bereich findet unter ganz anderen Umständen statt und bietet andere Therapiemöglichkeiten als die Wundversorgung im stationären Bereich.

Das fehlende Verständnis für die jeweiligen Rahmenbedingungen und eine defizitäre Netzwerkarbeit führen zu dem Ergebnis, dass jeder Sektor für sich arbeitet.

Gerade in der Klinik ist es in der Entlassungssituation von besonderer Bedeutung, die Entwicklung einer Behandlungsstrategie an den realen Versorgungsalltag bzw. an die Rahmenbedingungen des anderen Sektors anzupassen. Nur so können begonnene Therapien und Behandlungen realistisch weiter fortgeführt werden.

Patienten und Angehörige wünschen sich vor allem eine hohe »Alltagsnormalität« und damit einhergehende Lebensqualität und größtmögliche Autonomie.

Geplante Versorgungen müssen sich auch an den persönlichen Bedürfnissen der betroffenen Menschen orientieren. Dies wird oft im »vorgegebenen« Klinikalltag nicht berücksichtigt und findet in der Entlassung zu wenig Beachtung.

Wichtig

Allzu oft wird dem Bereich der Wundüberleitung und der Beratung von Menschen mit chronischen Wunden im Entlassungsmanagement keine oder nur eine defizitäre Beachtung geschenkt, da nach wie vor in vielen Kliniken pflegefremde Berufe oder Sozialarbeiter ohne Pflegekompetenz für diese Entlassungssituation verantwortlich sind. Eine Evaluation erfolgt oftmals nicht oder nur sehr defizitär, da ein fester Ansprechpartner in Kontinuität fehlt.

Wichtig

Sozialarbeiter ohne Pflegekompetenz können ambulante Dienste vermitteln, aber nicht pflegefachlich sektorenübergreifend vernetzen. Das muss die Profession der Pflege schon selbst übernehmen! Ebenso ist die Edukation von Patienten und ihren Angehörigen integraler Bestandteil von Pflege wie auch die Klärung der individuellen Bedarfslage und der möglichen Ressourcen.

Wie im GKV-Versorgungsstärkungsgesetz gefordert, muss ein Versorgungsmanagement in der Entlassung durchgeführt werden.

Ein Versorgungsmanagement im Bereich der Wundüberleitung umfasst nicht nur die Vorbereitung bzw. Organisation der häuslichen Krankenpflege/ambulanten Behandlungspflege (SGB V § 37), sondern auch eine umfassende Pflegeberatung zur weiteren Wundversorgung, Klärung der begleitenden Therapien und benötigten Hilfsmittel sowie eine adäquate Dokumentation im Entlassplan. Dieser muss für alle Berufsgruppen im Krankenhaus einsehbar sein.

Versorgung meint aber auch, aktuelle Informationen zum Abschluss ausreichend und zeitnah den beteiligten Personen zukommen zu lassen bzw. für einen transparenten Informationsfluss zu sorgen:

- Wundüberleitung
- Entlassungsbericht der Pflegeüberleitung/Entlassungsmanagement
- Erstverordnung der häuslichen Krankenpflege für sieben Tage und Rezeptierung der Verbandmittel (kleinste Packungsgröße N1), möglich durch GKV-Versorgungsstärkungsgesetz vom 22.07.2015
- Erstverordnung von Heilmitteln (GKV-Versorgungsstärkungsgesetz)

Gemeinsam mit dem Patienten und seinen Angehörigen müssen die Therapiemaßnahmen festgelegt und die Notwendigkeit der weiteren Versorgung geklärt und in deren »Alltag« organisiert werden.

Wer legt den Kompressionsverband an, wer führt den Verbandswechsel durch, ist die Mobilität beeinträchtigt, können Angehörige angeleitet werden, wie ist die allgemeine Versorgungssituation?

Warum muss ich die Kompressionsstrümpfe weitertragen, wieso muss die Wunde nicht täglich verbunden werden und warum soll ich meinen Fuß entlasten, wo ich doch zu Hause super bequeme Schuhe habe, die überhaupt nicht drücken? Warum muss denn da überhaupt ein Pflegedienst/ein Wundexperte/ein Homecare-Dienstleister zu mir kommen? – Dies sind nur einige Beispiele und Fragen, die zu klären sind!

Es ist wichtig, zu berücksichtigen, dass es bei der Überleitung nicht nur um einen Sektorenwechsel geht, sondern um einen Systemwechsel mit anderen Rahmenbedingungen und Lebensumständen. Dies kann nur bedarfsgerecht individuell erfolgen.

Zielführend muss dabei die Patientenperspektive sein, denn für den Patienten geht es »vor allem um die Herstellung und Bewältigung einer neuen, den veränderten Bedingungen angepassten Lebens- und Versorgungssituation.«[4]

---

4 Wingenfeld, Ambulant vor stationär Seite 338

Wichtig

Diese oben genannten Anforderungen können – meiner Meinung nach – nur spezialisierte Pflegefachkräfte im Entlassungsmanagement (Pflegeüberleitung/Pflegeberatung) in Zusammenarbeit mit dem klinischen Wundmanagement und allen Beteiligten gemeinsam leisten!

Leider haben immer noch nicht alle Klinikleitungen auch im Bereich des Pflegemanagements die Notwendigkeit zur Einrichtung dieser Stellen in der Pflegeüberleitung/Ergänzung der Fachkompetenz der Pflege im Entlassungsmanagement erkannt!

Defizite in der Überleitung sind daher zumeist geprägt von fehlender oder defizitärer Kommunikation oder von fehlerhafter Steuerung im Entlassungs- bzw. Überleitungsprozess sowie fehlender Evaluation:

- Zu wenig und zu späte Information an die nachfolgenden Behandler
- Der weiterbehandelnde Arzt hat das »Monopol« der Verordnung, erhält aber in der Regel zur weiteren Wundversorgung und Therapie nur Teilinformationen.
- Erstversorgung nach Klinikentlassung fehlt (neue gesetzliche Rahmenbedingungen durch das GKV-Versorgungsstärkungsgesetz 2015).
- Verordnung häuslicher Krankenpflege/Behandlungspflege (SGB V § 37) fehlt, ambulanter Pflegedienst hat dadurch keinen Behandlungsauftrag (neue gesetzliche Rahmenbedingungen durch das GKV-Versorgungsstärkungsgesetz 2015).
- Ambulanter Pflegedienst/Pflegeeinrichtung erhält oftmals nur Teilinformationen zum Umfang weiterer Wundversorgung, zur Wundanamnese und zu erforderlichen Begleittherapien.
- Mangelnde Beratung/Information/Klärung von Anleitungs- und Schulungsbedarf der Betroffenen und ihren Angehörigen
- Insgesamt defizitäre Wunddokumentation bei Entlassung oder der Verlegung des Patienten in einen anderen Sektor.

Fazit

Die Wundüberleitung ist die Grundlage für eine einheitliche Wundbehandlung und bildet den Abschluss sowie den Nachweis für die durchgeführten Maßnahmen und begleitenden Tätigkeiten. Sie dient in vielfacher Hinsicht der rechtlichen Absicherung und erleichtert die Weitergabe aller relevanten Informationen und erhöht dadurch die Sicherheit der Versorgung für alle Behandler. Ist die Dokumentation bzw. Wundüberleitung in der Verlegungssituation defizitär, wird dies unweigerlich zu einem Wechsel der lokalen Behandlung führen. Fehlt ein kontinuierlicher Ansprechpartner an der Schnittstelle bei Einweisung, Verlegung und Entlassung, so kann nur begrenzt eine Evaluation der Versorgung und aktuellen Situation erfolgen.

1.3 Kostenexplosion

Chronische Wunden sind für die Betroffenen äußerst belastend und stellen einen hohen Kostenfaktor im ambulanten wie stationären Bereich dar. In Deutschland werden jährlich ca. 4 Millionen Patienten mit chronischen Wunden behandelt. Die Kosten belaufen sich laut BVMed, dem Bundesverband für Medizintechnologie, auf 4–6 Milliarden Euro pro Jahr. Dabei werden aber nur 30–40 % der Materialien wirksam eingesetzt. Über- und Fehlversorgungen auf der einen Seite sowie ein bewusster Verzicht auf eine adäquate Lokaltherapie auf der anderen Seite können zu Unwirtschaftlichkeit führen. Die Kosten der nicht effektiven Behandlung werden auf rund 1,4 Milliarden Euro eingeschätzt (BVMed).

Aufgrund der demografischen Entwicklung und der Zunahme der Risikoerkrankungen ist ein weiterer Anstieg der Kosten und Fallzahlen zu erwarten. Verstärkt wird dieser volkswirtschaftliche Schaden durch Arbeitsplatzverlust, beeinträchtigte Lebensqualität und soziale Isolation der Betroffenen.

Das Abrechnungssystem in der Klinik und die verkürzte Verweildauer machen die Versorgung von Wunden immer mehr zu einer Aufgabe des ambulanten Sektors.

Eine Wiederaufnahme oder Verlängerung der Verweildauer führt zu wirtschaftlichen Verlusten für die Klinik. Dadurch ist auch eine mögliche Anleitung oder Begleitung der betroffenen Menschen nur zeitlich sehr begrenzt möglich. Eine Einweisung erfolgt oftmals zur Wundkonditionierung bei akuten Infektionen der Wunde oder zur Durchführung eines chirurgischen Debridements.

Ebenso besteht bei dieser hoch belasteten Patientenklientel oft ein komplexer Hilfebedarf bzw. ein Bedarf an Begleittherapien, die im Hinblick auf die Entlassungsversorgung organisiert werden müssen.

Ein defizitäres Versorgungsmanagement in der Entlassungssituation wird unweigerlich zu einem Versorgungseinbruch führen – mit einer drohenden erneuten Klinikeinweisung. Verstärkt wird diese Situation zudem, wenn in der Klinik kein zentrales oder koordiniertes Wundmanagement implementiert ist.

Die ständig wiederholten Krankenhausbehandlungen und Therapieabbrüche belasten das Gesundheitssystem immens, leider noch verknüpft mit deutlichen Einschränkungen der Lebensqualität der betroffenen Menschen.

Ein weiterer ökonomischer Aspekt ist aber auch die Mitarbeit der betroffenen Menschen selbst, denn das ist eine wichtige Voraussetzung für eine erfolgreiche Behandlung.

Aus diesem Grund darf nicht nur die Wunde im Mittelpunkt stehen, sondern der Mensch, der eine chronische Wunde ertragen muss. Ohne sein Zutun wird die Therapie nicht greifen und der Erfolg ausbleiben. »Was macht die Wunde mit dem Menschen?« Solche Fragen führen auf den Weg in die Richtung, den Patienten in seine Behandlung einzubeziehen. Bezogen auf die allgemeinen Kosten sagt die Vorsitzende der ICW e. V., Veronika Gerber: »Die jährlichen Kosten der sogenannten Non-Compliance oder fehlenden Therapietreue werden in Deutschland auf über 5–10 Milliarden Euro geschätzt, man nimmt an, dass zusätzlich noch einmal Folgekosten in derselben Höhe entstehen, unter anderem durch die Chronifizierung von Krankheitssymptomen. Es ist somit ein wesentliches Problem im Gesundheitswesen, dass neben den direkten Kosten auch Folgekosten durch fehlenden Therapieerfolg oder sogar gesundheitliche Krisen [entstehen[5]].«[6]

Auch bei Menschen mit chronischen Wunden spielt die fehlende Therapietreue eine Rolle, denn oftmals werden verordnete oder geplante Behandlungen nicht auf Dauer umgesetzt oder konsequent durchgeführt. Das kann viele Ursachen haben – für die betroffenen Menschen bedeutet dies: viele Arzttermine, unklare Zuständigkeiten, gegenläufige Therapieempfehlungen, die verwirren und dadurch nicht vertrauensvoll sind, sowie finanzielle Belastungen durch Fahrtkosten, Rezeptgebühren und nicht erstattungsfähige Wundversorgungsprodukte.

Betroffene haben aber auch individuelle Vorstellungen im Hinblick auf die Ursache und Behandlung ihrer Wunde. Studien zum Thema »Chronische Krankheiten« zeigen, dass betroffene Menschen in der Versorgung nicht immer das Ziel eines optimalen Krankheitsmanagements, sondern vorrangig »Normalität« im Alltag anstreben.[7]

1.4 Behandlungswirrwarr – Versorgungseinbrüche – Barrieren

Deutschland hat nach wie vor »Nachholbedarf« bei einer angepassten, zeitgemäßen »feuchten« Wundbehandlung – viele betroffene Patienten erhalten immer noch eine klassische trockene Wundbehandlung. Nur jede fünfte chronische Wunde wird richtig versorgt (ICW e. V.).

Patienten haben oftmals lange »Behandlungskarrieren« und unterschiedliche Erfahrungen mit vielen verschiedenen Versorgern, die nicht immer positiv waren. Ein auf die Pflege von Menschen mit chronischen Wunden spezialisiertes Versorgungszentrum ist selten die erste Anlaufstelle, Patienten haben häufig bereits eine längere Wundbiografie (Monate bis Jahre).

---

5 Eingefügt von der Verfasserin.

6 Gerber, Veronika: Was hindert den Patienten daran unsere Behandlung zu akzeptieren? Wundmanagement 2015 (5); 211-214) Petermann F: Non-Compliance: Merkmale, Kosten und Konsequenzen. Managed Care 2004 (4); 30-32

7 Expertenstandard Pflege von Menschen mit chronischen Wunden 1. Aktualisierung 2015 S. 20

»Der ideale Wundverband garantiert noch keinen zügigen Heilungsprozess. Die Wunde ist lediglich ein Symptom. Erst nach adäquater Diagnostik und angepasster Kausaltherapie, begleitet von einer empathischen und individuellen Patientenedukation, ist eine erfolgversprechende Wundheilung möglich.«[8]

»Ein hoher kommunikativer Aufwand in Form von Anamnese, Beratung und Anleitung fordert zudem großen Einsatz aller Beteiligten, der in der Regelversorgung nicht honoriert wird. Das führt nicht selten zu Therapieabbrüchen nach einem Klinikaufenthalt, weil die vermeintlich teuren Produkte nicht vom Hausarzt rezeptiert werden.«[9]

Defizite und Ursachen

- Keine einheitlichen Standards in der Wundversorgung
- »Glaubenskriege« und hierarchische Konflikte
- Konkurrenzgedanken
- Lobbyismus
- Fehlende Fallsteuerung/Patientenedukation/Evaluation
- Inhomogene IT-Systeme – dadurch Schwierigkeiten mit der Vernetzung von gemeinsamen Dokumenten
- Bürokratischer Wirrwarr der Gesetze und Verordnungen
- Wirrwarr der angebotenen Wundversorgungsprodukte/unüberschaubares Produktangebot
- Defizitäre gesetzliche Rahmenbedingungen und fehlende Finanzierung (bzw. Vertragsgestaltung) der Netzwerke
- Defizitäre Finanzierung der Wundversorgung in allen Bereichen, die Behandler bekommen unangemessene Honorare bzw. Wundversorgung wird gar nicht bezahlt (z. B. stationäre Einrichtungen), zudem drohen »Regresszwänge« im ambulanten Bereich
- »Fachliche Leistungen sind nur unzureichend oder gar nicht in der Regelversorgung abgebildet. Dazu zählen z. B. die Fallsteuerung, das Versorgungsmanagement, die Patientenedukation, aber auch die Rezidivprophylaxe.«[10]

---

8 Protz, Kerstin: Analyse der lokalen Wundsituation. Wundmanagement 2015(5);218

9 Gerber, Veronika: Koordiniertes Wundmanagement durch Integrierte Versorgung ICW

10 ICWe. V. Positionspapier Basisvertrag zur vernetzten Wundversorgung

Barriere: das Budget/die Vorgaben der Kostenträger – ausreichend, zweckmäßig und wirtschaftlich?

Die ärztliche Verordnung von Wundauflagen ist in der Praxis vieler Wundexperten häufig problematisch. Nach einer Entlassung aus dem Krankenhaus ist der Hausarzt für die Verordnung der Wundauflagen und Verbandmittel zuständig. Oftmals wird jedoch die weitere Verordnung mit Blick auf das Budget verweigert, obwohl bisher jeder Regress für moderne Wundversorgungsprodukte abgewendet werden konnte, zudem besteht die Möglichkeit der Praxisbesonderheit (§ 106 SGB V, viele Wundpatienten.)

Unter Regress versteht man im Kassenarztwesen eine Strafzahlung, die von einer Prüfungskommission angeordnet werden kann, wenn ein Arzt – im Vergleich zum Fachgruppendurchschnitt – das durch Festlegung sogenannter Richtgrößen berechnete Arznei-, Hilfs- oder Heilmittelbudget signifikant überschritten hat. Diesen Ersatzanspruch hat der Arzt zu tragen, obwohl ihm der eingeforderte Betrag nicht als Honorar für persönliche Leistungserbringung verbucht wurde.

»Für Patienten und Pflegende ist diese Situation sehr belastend, da die fehlende Kontinuität der Behandlung die Wundheilung verhindert und viel Zeit und Energie in den Kampf ums Rezept investiert werden muss. Erschreckend ist, dass die vermeintlich ›billige‹ Therapie durch den hohen pflegerischen Versorgungsaufwand und den fehlenden Erfolg sowie die daraus resultierenden wiederholten Krankenhausbehandlungen eine Belastung des Gesundheitssystems in Milliardenhöhe jährlich ohne Effektivität verursacht«.[11]

Rechtlich hat der Patient einen gesetzlichen Anspruch gegen seine Krankenkasse auf Versorgung mit Verbandstoffen/Wundversorgungsprodukten (§ 31 Abs. 1 SGB V).

»(1) Versicherte haben Anspruch auf Versorgung mit apothekenpflichtigen Arzneimitteln, soweit die Arzneimittel nicht nach § 34 oder durch Richtlinien nach § 92 Abs. 1 Satz 2 Nr. 6 ausgeschlossen sind, und auf Versorgung mit Verbandmitteln, Harn- und Blutteststreifen.«

---

[11] Gerber, Veronika: Koordiniertes Wundmanagement durch Integrierte Versorgung ICW

Zudem müssen aber laut Kostenträger alle ärztlichen Verordnungen ausreichend, zweckmäßig und wirtschaftlich sein (§ 12 Abs. 1 SGB V).

Die Wundauflage ist zwar verordnungsfähig, muss aber den Grundsatz der Wirtschaftlichkeit erfüllen (Wirtschaftlichkeitsgebotes § 12 SGB V).

»(1) Die Leistungen müssen ausreichend, zweckmäßig und wirtschaftlich sein; sie dürfen das Maß des Notwendigen nicht überschreiten. Leistungen, die nicht notwendig oder unwirtschaftlich sind, können Versicherte nicht beanspruchen, dürfen die Leistungserbringer nicht bewirken und die Krankenkassen nicht bewilligen.«

Demgegenüber steht der Rechtsanspruch aus § 2 SGB V. Die Arzneimittelverordnungen müssen dem Erfordernis der Wirksamkeit und Qualität entsprechen und den medizinischen Fortschritt berücksichtigen, so auch im Bereich der Wundversorgung. Auf Kassenärzte wird dadurch oft ein großer Druck ausgeübt!

Die Kosten für Verbandmittel sind zum Teil erheblich, aber intransparent und betreffen auch den Patienten mit Zuzahlungen für Produkte, die nicht erstattungsfähig sind. Dies gilt z. B. für Wundspüllösungen, Antiseptika und Hautschutzpräparate. Die tatsächlichen Kosten für Wundauflagen sind der Arztpraxis oft nicht bekannt.

Fazit

Diese nach wie vor unzureichenden Regelungen und die mangelnde Kenntnis über die tatsächlich anfallenden Kosten verhindern den breiten Einsatz moderner Wundversorgungskonzepte.

Aufgrund dieser multifaktoriellen Barrieren ist die moderne Wundversorgung mit Ängsten, finanziellen Aspekten und immer wieder erneut mit Diskussionen verbunden. Somit ist aber auch klar, dass zum Erfolg nur Qualität, Kontinuität und Professionalität führen können!

Durch das GKV-Versorgungsstärkungsgesetz 2015 und die damit nun rechtlich geschaffene Möglichkeit der Krankenhäuser, eine Erstverordnung der benötigten Wundversorgungsprodukte zu rezeptieren, wird beim Übergang in die weitere ambulante Versorgung Zeitdruck bei der Anschlussversorgung genommen (vgl. Kap. 1.2, S. 22).

Vielleicht wird dadurch auch eine bessere Kontinuität in der Versorgung erreicht, allerdings meiner Meinung nach nur, wenn das Krankenhaus verantwortlich handelt und ein adäquates Versorgungsmanagement durch Pflegeexperten im Entlassungsmanagement durchführt. Denn unsinnige Verordnungen werden nicht zielführend sein und auch von den weiterbehandelnden Ärzten und Kostenträgern nicht akzeptiert werden!

2 DAS ZIEL: VON DER SCHNITTSTELLE ZUR NAHTSTELLE

Aus diesen genannten Problemen an der Schnittstelle (vgl. Kap. 1) – die für die betroffenen Patienten sehr schmerzhaft sein können – sollte idealerweise eine Nahtstelle entstehen.

Da die Ursachen sehr komplex sind, können wir zwar nicht alle Probleme lösen, sie aber in interdisziplinärer Zusammenarbeit minimieren.

Im Folgenden möchte ich am Beispiel der Neckar-Odenwald-Kliniken Lösungen zur Minimierung der Schnittstelle vorstellen. Für mich ist dabei ein zentraler Punkt die Etablierung eines multidisziplinären Entlassungsmanagements mit der Ergänzung der Fachkompetenz Pflege im Bereich des Case Managements und durch die Pflegeüberleitung. Dadurch beginnt eine Vernetzung in den ambulanten Bereich, die durch gezielte Netzwerkarbeit und Kommunikation initiiert und stetig weiterentwickelt werden muss. Idealerweise wird durch die Etablierung des zentralen Wundmanagements eine Intensivierung der Netzwerkarbeit bei Menschen mit chronischen Wunden erreicht.

2.1 Koordiniertes Entlassungsmanagement

Das pflegerische Entlassungsmanagement ist in den Neckar-Odenwald-Kliniken durch Fachkräfte für Pflegeüberleitung seit 1998 am Standort Buchen und seit 2000 am Standort Mosbach implementiert, der Sozialdienst an beiden Standorten seit 1993.

Schon früh (1998) hatte die Pflegedienstleitung am Standort Buchen die Notwendigkeit eines pflegerischen Entlassungsmanagements durch Pflegeexperten erkannt und die Stelle initiiert. Dadurch konnte aus langjährigem Aufbau- und Erfahrungswissen eine stabile loyale Netzwerkstruktur intern und in den ambulanten Bereich aufgebaut werden. Die Pflegeüberleitung ist in Kontinuität der zentrale Ansprechpartner für Institutionen der ambulanten Pflege bei Aufnahme und Entlassung. Dadurch wurde über viele Jahre eine berufsgruppenübergreifende Kommunikation in gegenseitiger Akzeptanz aufgebaut.

Im März 2008 wurden die Fachkräfte für Pflegeüberleitung und Sozialarbeit standortübergreifend zu einem Team zusammengefasst. Um ein professionelles Entlassungsmanagement bei stetig wachsenden Fallzahlen zu sichern, besteht das Team mittlerweile aus sechs Pflegefachkräften mit Weiterbildungen zur Pflegeüberleitung/Internes Case Management/Pflegeberater 7a SGB XI und zwei Sozialarbeitern.

Ergänzt wurden die Beratungs- und Serviceleistungen durch die Diabetesberatung am Standort Buchen sowie seit 2011 die Etablierung eines Patienteninformationszentrums (PIZ) am Standort Mosbach. Dadurch wurde die Entwicklung zum selbsthilfefreundlichen Krankenhaus mit regelmäßigen Patientenseminaren, Schulungsangeboten und Vortragsreihen forciert.

Mit Einführung des Geschäftsbereichs Strategische Weiterentwicklung 2008 wurden Medizinische Kodierfachkräfte (ihre Haupttätigkeit ist die Erfassung der ärztlichen Leistungen in nach den Richtlinien bestimmten Kodierungen zwecks Abrechnung mit den Leistungsträgern im Rahmen der Abrechnung von Fallpauschalen) aus dem Pflegebereich qualifiziert sowie das Qualitäts- und Risikomanagement aufgebaut. Unter dessen Führung und um der notwendigen Prozessoptimierung gerecht zu werden, wurde das Pilotprojekt Internes Case Management ab dem 01. 01. 2009 in der Inneren Klinik am Standort Buchen eingeführt. Das Case Management bildet vor Ort die Schnittstelle zwischen Pflege, Ärzten, Verwaltung, Entlassungsmanagement und Funktionsbereichen. Das Projekt wurde abgeschlossen, und die feste Implementierung in der Inneren Klinik in Buchen zeigt eine hohe Akzeptanz aller Berufsgruppen und orientiert sich DRG-bezogen an der Zielsetzung, einen adäquaten Behandlungsablauf zu sichern. Das Case Management arbeitet eng mit den Mitarbeitern im Entlassungsmanagement zusammen, um eine frühzeitige Entlassungsplanung zu unterstützen.

Als ergänzende Maßnahme zum bereits bestehenden Entlassungsmanagement und aufgrund der aufgezeigten Probleme (vgl. Kap. 1) wurde die Einführung eines zentralen Wundmanagements am Standort Buchen ab Herbst 2013 bewilligt. Ein Konzept wurde interdisziplinär erstellt und war die Grundlage des Projekts. Nach einem Jahr wurde die Freistellung einer zertifizierten Wundexpertin ICW fest implementiert.

Die Versorgungssteuerung im Entlassungsmanagement ist somit durch die Fachkräfte für Pflegeüberleitung/Pflegeberatung bereits seit 15 Jahren in den Neckar-Odenwald-Kliniken implementiert. Ein patientenorientiertes Schnittstellenmanagement und die Sicherstellung der Versorgungskontinuität sind essenzielle Zielsetzungen des Teams.

Durch die Implementierung des zentralen Wundmanagements als flankierende Maßnahme können sich die Anforderungen einer zeitgemäßen Wundbehandlung im stationären Bereich wie in Ergänzung zu der bereits seit Jahren durchgeführten Wundüberleitung und Netzwerkarbeit zukunftsfähig weiterentwickeln. Eine Zielsetzung für das Wundmanagement wäre hierbei der Auf- und Ausbau einer Wundambulanz am Krankenhausstandort Buchen. Diese Struktur wäre eine Basisgrundlage im Sinne eines Case Managements bzw. Fallbegleitung und würde eine weitreichende sektorenübergreifende Versorgungssicherung im bereits vorhandenen Netzwerk ermöglichen.

2.2 Pflegeüberleitung

2.2.1 Definitionen

Die für mich treffendste und gebräuchlichste Definition von Pflegeüberleitung findet sich bei Marly Joosten, 1997, die auch den Begriff der Pflegeüberleitung initiierte:

»Alle Gedanken, Gefühle und Handlungen, die nötig sind, um eine weitere kontinuierliche Qualität in der Pflege zu gewährleisten, und zwar beim Übergang vom Krankenhaus zur ambulanten Pflege oder Pflegeheimversorgung und umgekehrt.« (Joosten 1997: 21)

»Pflegerische Entlassungsplanung (pflegerische Überleitung, Überleitungspflege): Alle Tätigkeiten im Zusammenhang mit der Entlassung oder Verlegung eines Patienten, um den Pflege- und Unterstützungsbedarf des

Patienten frühzeitig festzustellen und die weitere Versorgung zu planen und zu organisieren« (Pflege heute. Lehrbuch für Pflegeberufe. 07/2004, Urban & Fischer)

Pflegerisches Entlassungsmanagement ist ein Prozess zur Unterstützung des Patienten bei der Bewältigung des Übergangs vom Krankenhaus in ein anderes Versorgungssetting. (Vgl. Wingenfeld 2011)

Da sich Versorgungsbrüche besonders beim Übergang vom stationären in den nachstationären Bereich zeigen und zu unnötigen Belastungen der Betroffenen und ihrer Angehörigen, aber auch zur Verschwendung knapper Ressourcen durch die oftmals damit verbundenen »Drehtüreffekte« (Wiedereinweisungen innerhalb kürzester Zeit) führen, muss die entlassende Klinik für die Betroffenen ein strukturiertes Entlassungsmanagement sicherstellen.

Um diesen Versorgungsbrüchen entgegenzuwirken, hat das Deutsche Netzwerk für Qualitätsentwicklung in der Pflege (DNQP) bereits 2003 einen Expertenstandard »Entlassungsmanagement in der Pflege« herausgegeben, der mit Verweis auf internationale Studien empfiehlt, dass die Pflegefachkraft aufgrund ihrer Nähe zu den Patienten und Angehörigen in der Klinik im Entlassungsprozess die entscheidende Koordinationsfunktion übernimmt. Dabei hat sich gezeigt, dass die Wirksamkeit eines zentral organisierten Entlassungsmanagements mit dafür spezialisierten Pflegeexperten besser belegt ist als ein Entlassungsmanagement durch Bezugskräfte.

»Ein gelungenes Entlassungsmanagement kann jedoch nur in multidisziplinärer Zusammenarbeit erreicht werden, in der auch die anderen Berufe ihren Anteil spezifisch wahrnehmen. Die Zielsetzung des Expertenstandards »Entlassungsmanagement in der Pflege« ist, dass jeder Patient mit einem erhöhten Risiko poststationärer Versorgungsprobleme und einem daraus resultierenden weiter andauernden Pflege- und Unterstützungsbedarf ein individuelles Entlassungsmanagement zur Sicherung einer kontinuierlichen bedarfsgerechten Versorgung erhält.«[12]

---

[12] Arbeitshilfe Pflegeüberleitung 19.07.2013 MDK Baden-Württemberg, AG Pflegeüberleitung DBfK Südwest e.V.

Die Beratung von Patienten und Angehörigen in Fragen der nachstationären pflegerischen Versorgung war traditionell ein Aufgabengebiet des sozialen Krankenhausdienstes. Bedingt durch die Anforderung an die Krankenhäuser, ein strukturiertes Entlassungs- und Versorgungsmanagement vorzuhalten, bei dem die Schwierigkeiten beim Übergang zwischen dem stationären und ambulanten Sektor überwunden werden können, hat sich die Pflegeüberleitung als ergänzende Fachkompetenz zur klinischen Sozialarbeit an vielen Krankenhäusern etabliert.

2.2.2 Gemeinsame Zielsetzung des Entlassungsmanagements

Die Patienten der Neckar-Odenwald-Kliniken mit persönlichen, sozialen oder pflegebedingten poststationären Versorgungsproblemen, die im Zusammenhang mit Krankheit, Behinderung, Unfallereignissen oder Pflegebedürftigkeit stehen, erhalten ein individuelles Entlassungsmanagement (gemäß Expertenstandard Entlassungsmanagement in der Pflege, DNQP 2009).

In der Mehrzahl handelt es sich dabei um ältere Menschen sowie »multimorbide« Patienten mit meist chronischen Krankheiten.

Das Entlassungsmanagement basiert auf einer ganzheitlichen Sichtweise inhaltlich definierter Qualitätsstandards und berufsethischer Prinzipien.

Die Inhalte der Interventionen ergeben sich aus dem Krankheitsgeschehen und den individuellen Lebens- und Pflegeerfordernissen des Patienten in der nachstationären Versorgung und seinen persönlichen, familiären, sozialen und wirtschaftlichen Ressourcen.

Unser Ziel ist es, jedem dieser Patienten unter Wahrung seines Selbstbestimmungsrechtes die Versorgungsform zu ermöglichen, die seine Wünsche am meisten berücksichtigt und seinen Hilfebedarf am besten abdeckt.

Da die Entlassung aus der Klinik die häufigsten Versorgungseinbrüche erzeugt, ist es unser Anliegen, diesem durch adäquate Vorbereitung der Patienten und Angehörigen sowie durch einen verbesserten Informationsaustausch zwischen den am Entlassungsprozess Beteiligten entgegenzuwirken.

Wir übernehmen Verantwortung für die uns übertragenen Aufgaben und verhalten uns neutral und berufsgruppenübergreifend bei der erforderlichen Vernetzung mit den ambulanten und stationären Leistungserbringern.

2.2.3 Teambeschreibung

Das Team der Sozial- und Pflegeberatung im Entlassungsmanagement der Neckar-Odenwald-Kliniken besteht aus SozialarbeiterInnen und Fachkräften für Pflegeüberleitung/Pflegeberatung § 7a SGB XI.

Wir arbeiten miteinander wertschätzend, vertrauensvoll und pflegen eine offene Kommunikationskultur.

Die Kontinuität ist dabei durch loyale berufsgruppen- und standortübergreifende Zusammenarbeit und gegenseitige Vertretung gewährleistet.[13]

2.3 Case Management

Ich werde in meinen Ausführungen nicht näher auf Modelle und Konzepte des Case Management eingehen, da dies nicht das zentrale Thema dieses Handbuches ist. Die Möglichkeit, ein Case Management für Menschen mit chronischen Wunden zu etablieren, d.h. eine Fallsteuerung und Begleitung über die Entlassungsversorgung hinaus im Sinne einer Integrierten Versorgung im Netzwerk, wäre ein folgerichtiger Entwicklungsschritt und ist für mich eine Zielsetzung der Zukunft.

»Denn das Konzept des Case Managements umfasst die Bestandteile des Entlassungsmanagements, geht aber noch weit über diese Idee hinaus.

13 Auszug aus dem Konzept Entlassungsmanagement der Neckar-Odenwald-Kliniken gGmbH 2012

Angewandt wird Case Management insbesondere bei kostenintensiven und schweren Krankheitsfällen, welche einen erhöhten Versorgungsbedarf mit sich bringen.«[14]

»Case Management ist ein Verfahren, das sich an den Bedürfnissen der Klienten orientiert und die Versorgung über Einrichtungs- und Sektorengrenzen hinweg koordiniert. In der praktischen Arbeit nehmen Case Manager unterschiedliche Rollen ein, als Fürsprecher, Vermittler (›Türöffner‹) oder Unterstützer«.[15]

Je nach Einsatzbereich, Auftraggeber und Aufgabenschwerpunkt nehmen Case Manager unterschiedliche Funktionen wahr. Ewers & Schaeffer (2000) haben aus dieser Vielzahl von Funktionen drei Kernfunktionen identifiziert, die in der einen oder anderen Form in allen Konzepten enthalten sind: die **Advocacy** – (anwaltschaftliche), die **Broker** – (vermittelnde) und die **Gate-Keeper** – (selektive) **Funktion**.

»Advocacy – die anwaltschaftliche Funktion des Case Management ist insbesondere für benachteiligte Menschen gerichtet, die sich in schwierigen Lebenssituationen befinden und nicht in der Lage sind, ihre persönlichen Interessen selbständig zu vertreten. Case Manager treten hier als Fürsprecher auf, in dem sie Interessen ihrer Klienten gegenüber Behörden und Institutionen vertreten.

Broker – oder vermittelnde Funktion des Case Management ist die Makler oder Vermittler-Funktion und dient im Case Management als neutrale Vermittlung zwischen den Nutzern und Anbietern im Gesundheits- und Sozialwesen. Case Manager informieren die Patienten darüber, welche Hilfen und Versorgungsangebote zur Verfügung stehen und vermitteln sie. Im Idealfall sollte der Case Manager unabhängig auftreten können um eine neutrale Vermittlerfunktion einzunehmen, um den Betroffenen nicht beispielsweise aus Kostengründen Leistungen vorzuenthalten.

---

14 Christine von Reibnitz; Katja Sonntag; Praxisheft Case Management; Strukturierte Aufnahme und Entlassung als pflegerische Aufgabe: DBfK Nordost e.V. 2012

15 Ehlers, Corinna; Müller Matthias (Hrsg.) Case Management als Brücke. In: Berliner Beiträge zu Bildung, Gesundheit und Sozialer Arbeit Band IV. Schibri Verlag, Uckerland 2008 S. 44 ff.

Gate-Keeper – oder die selektive Funktion des Case Management steht die Zugangssteuerung im Vordergrund. Nötig geworden auf Grund der wachsenden Aufgaben moderner Gesundheits- und Sozialsysteme bei gleichzeitig langfristig begrenzter finanziellen Ressourcen. Das Ergebnis des Assessments entscheidet über die Zugangsberechtigung des Patienten zu bestimmten Versorgungsleistungen. Die Steuerung erfolgt beispielsweise ausgabenorientiert durch Budgetkontrolle und Budgetverwaltung. In dieser Funktion ergeben sich zuweilen Entscheidungskonflikte, da auch eine Verpflichtung gegenüber den Bedürfnissen des Patienten entsteht. Das heißt, sie müssen gegebenenfalls zwischen ökonomischen Interessen und individuellen Klientenwünschen abwägen.«[16]

Wichtig

Im praktischen Ablauf des Case Managements, so auch im Bereich des Wundmanagements, kommen je nach Situation Kombinationen der Kernfunktionen vor, die zudem noch mit anderen Aufgaben wie z. B. Beratung, Anleitung kombiniert werden. Der Schwerpunkt wird sicherlich in der anwaltschaftlichen und vermittelnden Funktion liegen.

Die finanziellen bzw. gesetzlichen Rahmenbedingungen in der Wundversorgung sind durch die Kostenträger vorgegeben. Die Leistungen erschweren eine Verzahnung der stationären mit der ambulanten Versorgung. Jeder Sektor erhält keine adäquate Vergütung bei der Behandlung von Wundpatienten, aus diesem Grund ist eine ressourcenorientierte Steuerung auch in finanzieller Hinsicht relevant.

2.3.1 Definitionen

Es liegt keine einheitliche Definition für das **Case Management** vor. Der Verband der Pflegedirektorinnen und Pflegedirektoren der Universitätskliniken Deutschlands (VPU) orientiert sich an der Definition von Wendt (1999):

16 Ehlers, Corinna; Müller Matthias (Hrsg.) Case Management als Brücke. In: Berliner Beiträge zu Bildung, Gesundheit und Sozialer Arbeit Band IV. Schibri Verlag, Uckerland 2008 S. 44 ff.

»Für Wendt ist Case Management ein Prozess der Zusammenarbeit in dem eingeschätzt, geplant, umgesetzt, koordiniert und überwacht wird.

Dienstleistungen und Optionen werden evaluiert um dem gesundheitlichen Bedarf einer Person mit Hilfe von Kommunikation und den vorhandenen Ressourcen auf qualitätsvolle und kostenwirksame Weise nachzukommen. Die VPU erweitern in ihrem Positionspapier (2006) die Definition von Wendt (1999) als einen Prozess der interdisziplinären Zusammenarbeit in der Patientenversorgung über alle Abteilungen eines Klinikums«.[17]

Das **Wundmanagement** ist geprägt von Arbeitsteilung und Teamarbeit und ist in vielerlei Hinsicht eine anspruchsvolle Aufgabe.

Das **klinische Entlassungsmanagement** stellt eine Schlüsselfunktion in der Versorgung von Menschen mit chronischen Wunden dar und die Definition nach Wendt spiegelt die Wichtigkeit des Prozessmanagements in der interdisziplinären Zusammenarbeit wider. Nur so kann auch ein zentrales Wundmanagement zielführend durchgeführt werden.

Dieser Prozess umfasst (laut VPU):

- Die Einschätzung, Planung, Dokumentation, Koordination, Organisation und Evaluation von Gesundheitsleistungen
- Den individuellen medizinischen und pflegerischen Bedarf des Patienten, der gemeinsam mit dem Patienten entwickelt wird
- Die Begleitung des Behandlungsverlaufs in Bezug auf Qualitätssicherung und Kostenkontrolle

»Das Case Management organisiert dabei primär die internen Prozesse des Klinikums und bezieht, soweit nötig, die vor- und nachstationären Prozesse mit ein«.[18]

Zeitgemäße Wundtherapien vollziehen sich fast immer auf verschiedenen Ebenen und disziplinübergreifend. Eine Vernetzung mit den ambulanten

---

17 Günzel, Anett BBA/Hilbig, Renate E.L. BBA. Exposee Case Management 2014, S. 4 Bayerische Pflegeakademie München

18 Günzel, Anett BBA/Hilbig, Renate E.L. BBA Exposee Case Management 2014 S. 4 Bayerische Pflegeakademie München

Strukturen ist eine Grundvoraussetzung um sektorenübergreifende Sichtweisen zu entwickeln und die Rahmenbedingungen des »anderen« kennenzulernen. Nur so kann die Versorgungsqualität über den Krankenhausaufenthalt hinaus gesichert werden, und für den betroffenen Menschen wird die interdisziplinäre Zusammenarbeit idealerweise durch ein gutes Behandlungsergebnis messbar.

2.4 Regionale Netzwerkbildung

2.4.1 Bildung eines regionalen Netzwerkes am Beispiel der Arbeitsgruppe Wunde Neckar-Odenwald ICW

Um die Kommunikation und die Zusammenarbeit mit dem ambulanten Bereich zu intensivieren wurde bereits im Jahr 2005 im Neckar-Odenwald-Kreis auf Initiative der Klinik am Krankenhausstandort Buchen eine Arbeitsgruppe Wunde gegründet, die seit dem Frühjahr 2010 als aktive Arbeitsgruppe der ICW agiert.

Die derzeit ca. 40 aktiven Mitglieder üben ganz unterschiedliche Gesundheitsberufe aus (Pflegekräfte aus allen Bereichen der ambulanten und stationären Versorgung, Altenhilfefachschulen, Sanitätsfachhandel (Schuh- und Hilfsmittelversorgung), Podologie, Haus- und Fachärzte, Krankenkassen, Kontakte zu Homecare-Unternehmen und der Industrie).

Seit der Gründung im Jahr 2005 wurde die Pflegeüberleitung am Krankenhausstandort Buchen zum zentralen Ansprechpartner, »Kümmerer« und Koordinator des Netzwerkes.

Bedingt durch den Weggang unseres »Wundarztes« am Krankenhausstandort Buchen hatte die Arbeitsgruppe Wunde letztendlich in den Jahren 2009–2013 eine vakante ärztliche Situation, die sehr schwierig war. Seit 2013 ist mit Frau Dr. Kirsch am Krankenhausstandort in Buchen wieder eine Ärztliche Wundexpertin ICW tätig und gemeinsam mit der Wundexpertin Frau Sonja Seeber im zentralen Wundmanagement und in der Gruppe fest integriert (vgl. Teil 2, Kap. 4, S. 59 ff.). Dadurch wurde die Arbeitsgruppe

Wunde wieder deutlich gestärkt, denn **eine Fachdisziplin allein** kann nur beschränkte Ziele erreichen.

Ein Großteil der Pflegefachkräfte der Arbeitsgruppe hat sich gemeinsam bzw. wird weiterhin zum Wundexperten ICW weitergebildet, um die Patienten, die ihnen anvertraut werden, nach aktuellem Fachwissen in allen Sektoren versorgen zu können.

Auch Ärzte aus dem ambulanten Bereich sind regelmäßig in die Arbeitsgruppe integriert, aber leider nicht in steter Kontinuität.

Es zeigt sich in den vielen Jahren unserer gemeinsamen Arbeit, dass sich hauptsächlich die Berufsgruppe der Pflegenden der Weiterentwicklung der Versorgungssituation für Menschen mit chronischen Wunden annimmt.

Vertreter der Kostenträger, d.h. der Krankenkassen, waren anfänglich bei jedem Treffen anwesend und wollten dann nur zu speziellen Themen, die die Kostenträger betreffen, eingeladen werden. Sicherlich war die Entwicklung einer Überleitungsdokumentation oder eine gemeinsame Fortbildung für die Krankenkassen nicht immer interessant, um sich einen Abend dafür Zeit zu nehmen. Auch waren die Vertragsgestaltung zu den Integrierten Versorgungsmodellen/zum Case Management bzw. das Kasseninteresse in diesem Bereich zur damaligen Zeit noch nicht effektiv gegeben. Eine der größten Krankenkassen sponserte aber den Erstdruck unseres Leitfadens zur Wundversorgung (10/2004). Dieser wurde im gesamten Neckar-Odenwald-Kreis publik gemacht.

Die Gruppe hat sich in all den Jahren immer nach außen geöffnet und dadurch im Laufe der Zeit regelmäßig Interessenten aus allen Fachbereichen und anderen Regionen zu ihren Arbeitstreffen zugelassen. Hieraus entstanden schon viele wertvolle Kontakte, von denen die Gruppe profitierte.

Ebenso war die Flexibilität im Umgang mit den wechselnden Teilnehmern verschiedener Fachdisziplinen wichtig. Diese Öffnung und gegenseitige Verständnisbildung ermöglichte meiner Meinung nach die Entwicklung der Gruppe zu einem loyalen Netzwerk ohne vertragliche Bindung oder starre Regularien.

Vorrangige Zielsetzung war und ist für die Gruppe, in der Überleitungsdokumentation »eine Sprache zu sprechen«, da die Verlaufsdokumentation in den jeweiligen Sektoren sehr unterschiedlich ist. Ebenso problematisch sind die nicht homogenen IT-Systeme innerhalb des Netzwerkes.

Zu einer der ersten Leistungen der Gruppe gehörte aus diesem Grund die interdisziplinäre gemeinsame Entwicklung und stetige Aktualisierung eines regionalen Wundüberleitungsbogens, der im gesamten Neckar-Odenwald-Kreis seit 2007 Akzeptanz und Anwendung findet.

Der Überleitungsbogen Wunde wurde nach dem Expertenstandard Menschen mit chronischen Wunden (2009 und 2015) überarbeitet und trägt seit 2010 das ICW-Siegel sowie das Logo des Netzwerkes.

Ein gemeinsames Prozedere bei der Überleitung der Patienten wurde aus der Praxis für die Praxis regional entwickelt.

- Dadurch konnte die Schnittstellenproblematik deutlich entschärft werden und eine bessere Kontinuität in der lokalen Wundtherapie belegt werden.
- Fortschritte, Stagnation und Rückschläge in der Behandlung lassen sich somit sicher einschätzen und nachvollziehen.

Bedingt durch die umfangreiche schriftliche Information in der Entlassungsversorgung und die interdisziplinäre Qualifizierung von Wundexperten in allen Bereichen sowie aufgrund der jahrelangen Arbeitskontinuität der Gruppe, entstand bei den Hausärzten eine höhere Akzeptanz gegenüber dem pflegerischen Expertenwissen und der empfohlenen Lokaltherapie, wobei natürlich die Budgetzwänge im Bereich der Verordnung der Wundversorgungsprodukte nicht immer gelöst werden können.

Auch die gesetzlichen Rahmenbedingungen stellen zum Teil immer noch nicht lösbare Barrieren dar.

Jedoch konnte bereits eine Steigerung der Kundenzufriedenheit und Dankbarkeit der betroffenen Patienten und ihrer Angehörigen in unserem Netzwerk erreicht werden.

Weitere Arbeitsergebnisse

- Entwicklung eines Leitfadens zur standardisierten Wundbehandlung am Krankenhausstandort Buchen 2004. Eine dringende Überarbeitung ist nötig und in Planung.
- Bereits 2003 und 2008 Gespräche mit verschiedenen Krankenkassen zur Vertragsgestaltung einer sektorenübergreifenden Wundversorgung – die jedoch scheiterten, da es noch keine Musterverträge in diesem Bereich gab!
- Durchführung von mehreren Arbeitsgruppensitzungen pro Jahr (3–4) ergänzt durch verschiedene Aktionen der ICW, z. B. Antidecubitustag/ Veranstaltungen für Betroffene und Angehörige zu verschiedenen Themen gemeinsam mit dem PIZ (Patienteninformationszentrum)/und mit fachlichem Austausch (z. B. Einladung von Referenten oder Industrie) sowie regelmäßige Fallbesprechungen
- Regelmäßige Organisation von Wundsymposien (»Neue Perspektiven in der Wundversorgung« im Neckar-Odenwald-Kreis, 6. Wundsymposium 2016), um auch den Austausch überregional zu fördern, Arbeitsergebnisse zu präsentieren und zur Rezertifizierung nach ICW
- Gemeinsamer Besuch von Fortbildungen und Rezertifizierungsmaßnahmen, z. B. Deutscher Wundkongress in Bremen mit aktiver Teilnahme als Arbeitsgruppe in der Sitzung ICW Aktuell

3 GESETZLICHE GRUNDLAGEN

3.1 Aktuelle Gesetzgebung – Entlassungsmanagement

Ein gesetzlicher Anspruch auf ein pflegerisches Entlassungsmanagement nach einem Krankenhausaufenthalt ergibt sich aus mehreren Vorgaben:

SGB V

2012 § 39 (Krankenhausbehandlung) Abs. 1 SGB V
»(…)Die Krankenhausbehandlung umfasst auch ein Entlassungsmanagement zur Lösung von Problemen beim Übergang in die Versorgung nach der Krankenhausbehandlung (…).« (§ 39 SGB V)

Als wichtige Neuerung wurde 2012 das Entlassungsmanagement im Gesetz zur Verbesserung der Versorgungsstrukturen in der gesetzlichen Krankenversicherung festgeschrieben. Damit wurde das Entlassungsmanagement als Teil der Behandlung im Krankenhaus definiert. Somit sind die Krankenhäuser in der Pflicht, ein Entlassungsmanagement vorzuhalten!

Das Ziel: Es sollen ausdrücklich Probleme gelöst werden, die durch den Übergang in eine weitere Versorgung – nicht etwa in eine weitere Therapie – entstehen können. (vgl. § 39 SGB V).

Allerdings wird im SGB V nicht näher bezeichnet, in welchem Umfang ein Entlassungsmanagement umgesetzt werden soll. Idealerweise müsste der Informationsaustausch zwischen Krankenhaus, niedergelassenem Arzt und anderen Leistungserbringern verbindlich geregelt werden, z. B. im Rahmen von Verträgen u. a. mit den Hilfsmittelerbringern und ambulanten Pflegediensten oder durch Richtlinien des Gemeinsamen Bundesausschusses. Das ist aber im Gesetz nicht vorgesehen. Für die Entwicklung und Implementierung gibt es keine standardisierte, allgemeingültige Lösung. Jedes Krankenhaus und jede Region bleibt nach wie vor selbst in der Verantwortung, dies umzusetzen.

§ 31 Landeskrankenhausgesetz Baden-Württemberg, Neufassung 2007
»(…) das Krankenhaus stellt einen sozialen Krankenhausdienst sicher, der auch die Pflegeüberleitung umfasst.«

Erstmalig wurde in dieser Fassung im Landeskrankenhausgesetz in Baden-Württemberg die Pflegeüberleitung benannt.

§ 37 SGB V
»In der Wundversorgung ist die häusliche Krankenpflege von besonderer Bedeutung. Sie wird zu Lasten der Krankenkasse durch den Arzt verordnet. Zur Sicherung der ärztlichen Versorgung hat der Gemeinsame Bundesausschuss (G-BA) u.a. Richtlinien über die Verordnung von häuslicher Krankenpflege gemäß § 92 Abs. 1 S. 2 Nr. 6 SGB V beschlossen.

Im Rahmen der häuslichen Krankenpflege (§ 37 SGB V) findet die Wundversorgung in verschiedenen Behandlungs- oder Leistungskomplexen (z.B. Verbandswechsel) Berücksichtigung. Der Einsatz moderner Wundversorgungsprodukte wird in den Richtlinien zur Verordnung explizit aufgeführt.«[19]

Neu: Überleitungspflege in der Gesetzlichen Krankenversicherung
Zum 01.01.2016 wurde im neuen § 37 Abs. 1a SGB V geregelt, dass Versicherte an geeigneten Orten wegen schwerer Krankheit oder wegen akuter Verschlimmerung einer Krankheit die erforderliche Grundpflege und hauswirtschaftliche Versorgung erhalten. Das ist insbesondere nach einem Krankenhausaufenthalt, nach einer ambulanten Operation oder nach einer ambulanten Krankenhausbehandlung der Fall – soweit keine Pflegebedürftigkeit im Sinne des § 14 SGB XI vorliegt. Ein gleichzeitiger Bedarf an medizinischer Behandlungspflege ist in diesem Fall ausnahmsweise nicht erforderlich.

Der Anspruch besteht für bis zu vier Wochen je Krankheitsfall. Er kann von der Krankenkasse in begründeten Ausnahmefällen nach Einschaltung des Medizinischen Dienstes verlängert werden.

---

19 Modernes Wundmanagement im Spannungsfeld zwischen Anspruch und Wirtschaftlichkeit; Dr. Christine von Reibnitz, Rechtsdepeche 05-2005.pdf

Neu: § 39c SGB V
Mit Einfügung des neuen § 39c SGB V (»Kurzzeitpflege bei fehlender Pflegebedürftigkeit«) wird ab 01. 01. 2016 geregelt, dass Versicherte für eine Übergangszeit Anspruch auf Kurzzeitpflege entsprechend § 42 SGB XI haben, wenn die Leistungen der häuslichen Krankenpflege nicht ausreichen, um ein Verbleiben in der Häuslichkeit zu ermöglichen.

Die neue Regelung steht im unmittelbaren Versorgungskontext mit der oben dargestellten Überleitungspflege und dem erweiterten Leistungsanspruch für eine Haushaltshilfe.

3.2 GKV-Versorgungsstärkungsgesetz 2015

Neuregelung zum Entlassungsmanagement – der neue § 39 Abs. 1a SGB V

Das Versorgungsstärkungsgesetz ist in weiten Teilen am 23. 07. 2015 in Kraft getreten (BGB l. I 2015: 1211).

Das Versorgungsstärkungsgesetz wird auf viele Stellen im Gesundheitswesen einwirken.

Um den Übergang von der Krankenhausbehandlung in die ambulante Nachbehandlung zu erleichtern und Lücken in der Patientenversorgung zu schließen, wird das Entlassungsmanagement erweitert. Im Moment hat der Patient allein gegenüber dem Krankenhaus einen Anspruch auf Hilfe bei der Entlassung. Hierzu muss das Krankenhaus etwa in einem Entlassplan die medizinisch notwendigen Anschlussleistungen festlegen. Für die Nachbehandlung selbst muss der Patient dann wieder einen niedergelassenen Arzt aufsuchen.

Durch das Versorgungsstärkungsgesetz erhält der Patient **zusätzlich einen Anspruch gegenüber der Krankenkasse auf Unterstützung.** Krankenhaus und Krankenkasse müssen, soweit der Patient das wünscht, die Nachbehandlung entsprechend dem Entlassplan organisieren und etwa Termine mit Physiotherapeuten vereinbaren. Zusätzlich können die Krankenhäuser Arzneimittel (so auch Wundversorgungsprodukte) in kleinster Packungsgröße oder Heilmittel für sieben Tage verordnen. Darüber hinaus kann das Krankenhaus Arbeitsunfähigkeitsbescheinigungen für sieben Tage ausstellen wie auch eine Verordnung zur häuslichen Krankenpflege (§ 37 SGB V). Damit wird der Übergang in die Nachbehandlung weiter verbessert.

Das Bundesministerium für Gesundheit schreibt zum Thema Entlassungsmanagement:
»Der Übergang von der stationären Krankenhausversorgung in eine weitergehende medizinische, rehabilitative oder pflegerische Versorgung stellt eine besonders kritische Phase der Behandlungs- und Versorgungskette für die betroffenen Patientinnen und Patienten dar.

Ziel muss sein, möglichst allen betroffenen Personen eine zeitige Rückkehr in den häuslichen Bereich, erforderlichenfalls mit ambulanter Pflege und Betreuung, zu ermöglichen. Um die Kontinuität der Behandlung und Betreuung durch einen nahtlosen Übergang sicherzustellen, bedarf es eines umfassenden, frühzeitig einsetzenden sektorenübergreifenden Versorgungsmanagements. Deshalb ist mit dem **›Gesetz zur Stärkung des Wettbewerbs in der gesetzlichen Krankenversicherung‹ ein Leistungsanspruch des Versicherten auf ein Versorgungsmanagement eingeführt** worden, mit dem alle Leistungserbringer, also Vertragsärzte, Krankenhäuser, Rehabilitations- und Pflegeeinrichtungen verpflichtet werden, für eine sachgerechte Anschlussversorgung der Versicherten zu sorgen (§ 11 Abs. 4 SGB V).

Die Krankenkassen haben die Leistungserbringer dabei zu unterstützen.

Hauptanwendungsbereich für das Versorgungsmanagement ist die stationäre Versorgung. Insbesondere die Krankenhäuser haben ein Versorgungsmanagement zur Gewährleistung des nahtlosen Übergangs von der Krankenhausbehandlung in die ambulante Versorgung, zur Rehabilitation oder zur Pflege, einzurichten.

Vor diesem Hintergrund ist durch das GKV-VStG geregelt, dass das Entlassungsmanagement Teil des Anspruchs auf Krankenhausbehandlung ist.

Die Durchführung erfolgt durch hierfür qualifiziertes Personal, insbesondere Pflegefachkräfte, die koordinierend mit den behandelnden Krankenhausärzten, den stationär Pflegenden, dem sozialen Dienst, den Angehörigen und den Vertragsärzten oder den aufnehmenden Einrichtungen zusammenwirken.

Mit dem **Pflegeversicherungs-Weiterentwicklungsgesetz 2008** wurde eine Ergänzung dahingehend vorgenommen, dass in das Versorgungsmanagement auch Pflegeeinrichtungen einzubeziehen sind und dabei eine enge Zusammenarbeit mit Pflegeberatern und Pflegeberaterinnen nach § 7a SGB XI zu gewährleisten ist.

Auch die Krankenkassen sind bei der Einführung und Durchführung eines Versorgungsmanagements gefordert. Sie haben in den angezeigten Fällen mit den betroffenen Einrichtungen zusammenzuarbeiten, damit keine Lücken in dem Übergang zu der jeweiligen Anschlussversorgung entstehen.

Das Versorgungsmanagement und eine dazu erforderliche Übermittlung von Daten darf nur mit Einwilligung und nach vorheriger Information des Versicherten erfolgen.

Soweit in Integrationsverträgen nicht bereits entsprechende Regelungen vereinbart sind, ist das Nähere im Rahmen von zweiseitigen Verträgen (Kassen und Krankenhausträger) oder dreiseitigen Verträgen (Kassen, Krankenhäuser und Vertragsärzte) zu regeln.«

3.3 Expertenstandard Entlassungsmanagement in der Pflege

Der Expertenstandard Entlassungsmanagement in der Pflege konzentriert sich auf die Entlassung aus der Klinik als die Situation, die am häufigsten Versorgungseinbrüche erzeugt. In der Überarbeitung 2009 wurde durch die Expertengruppe in Bezug auf internationale Studien die Wirksamkeit eines zentral organisierten Entlassungsmanagements durch spezialisierte Pflegeexperten belegt. Durch die Veröffentlichung im Bundesanzeiger erhalten Expertenstandards Gesetzescharakter, ihre Anwendung ist für die Pflegekassen und für zugelassene Pflegeeinrichtungen verbindlich. (Vgl. § 113a Abs. 3 SGB XI)

Vor diesem Hintergrund und aufgrund mehrerer gesetzlicher Vorgaben sowie gesundheitspolitischer Reformen wie z. B. bereits den Neuerungen durch das Pflegeneuausrichtungsgesetz (PNG) erfordert das klinische Entlassungsmanagement zunehmende pflegerische Qualifikation durch zentral organisierte Pflegeexperten in der Pflegeüberleitung.

Gefordert ist eine sektorenübergreifende enge Zusammenarbeit auch mit den Kranken- und Pflegekassen sowie dem MDK, um der Gesetzgebung zu entsprechen und pflegebedürftige Menschen so schnell wie möglich bezüglich aller erforderlichen Hilfestellungen zu versorgen.

Ein Beispiel dafür, dass dies gelingen kann, ist für mich die gemeinsam mit dem MDK und der Arbeitsgruppe Pflegeüberleitung DBfK Südwest e. V. entwickelte Arbeitshilfe zur Pflegeüberleitung (19. 07. 2013)/Pflegeeileinstufung SGB XI in der Entlassungsversorgung.

3.4 Expertenstandard Pflege von Menschen mit chronischen Wunden

Hildegard Breunig

Die Expertengruppe hat gemeinsam mit dem wissenschaftlichen Team des Deutschen Netzwerks für Qualitätsentwicklung in der Pflege (DNQP) den Expertenstandard Pflege von Menschen mit chronischen Wunden aktualisiert. Auf der Basis dieser ersten Aktualisierung von 2015 wurde der Überleitungsbogen Wunden neu überarbeitet und an die Anforderungen des Expertenstandards angepasst. Gleichzeitig wurden aufgrund der jahrelangen praktischen Erfahrungen mit dem Überleitungsbogen Änderungen vorgenommen, um den Überleitungsbogen zu optimieren und somit praxisnah zu gestalten. Ziel ist es, alle relevanten Informationen an die Folgeeinrichtung zu übermitteln, wobei der Platz auf dem Überleitungsbogen sehr begrenzt ist, dadurch ergibt sich auch die Differenzierung zum Erst-Assessment lt. DNQP. Die in der Aktualisierung des Expertenstandard hervorgehobene Bedeutung der Lebensqualität von Menschen mit chronischen

Wunden bedeutet ihn nicht auf seine Wunde zu reduzieren, sondern auch das Krankheitsverständnis, die wund- und therapiebezogenen Einschränkungen sowie seine gesundheitsbezogenen Selbstmanagementkompetenzen einzuschätzen und zu dokumentieren. Dazu werden bei Bedarf zusätzliche Einschätzungs- und Fragebögen eingesetzt (»Wound-QoL Fragebogen zur Lebensqualität bei chronischen Wunden« und »Fragebogen zur Einschätzung der Selbstmanagementkompetenzen von Patienten/Bewohnern und Angehörigen« (DNQP 2015: 26, 124) und als Anlage dem Überleitungsbogen beigefügt.

3.4.1 Aktualisierungen des Überleitungsbogen Wunden

Pflegerischer Fachexperte Wunde

Das Adressfeld wurde durch Angaben zum pflegerischen Fachexperten ergänzt. Da lt. Expertenstandard jede Einrichtung über eine fachspezifische Fachkraft im Bereich Wundversorgung verfügen sollte, ist diese Information hilfreich und wichtig, um in der Einrichtung schnell den fachkompetenten Ansprechpartner zu finden.

Erfassung MRSA Kontamination

Die bisherigen Angaben zu MRSA wurden in Multiresistente Erreger geändert, da in chronischen Wunden vermehrt neue resistente Keime auftreten, wie z. B. der multiresistente Pseudomonas aeruginosa (Phlebologie 6/2011 »Neue multiresistente Erreger in der Wundtherapie).

Wundspezifisches Assessment

1. Medizinische Wunddiagnose

Die Klassifikation Dekubitus wurde nach NPUAP/EPUAP, 2014 (DNQP 2015 S. 30) aktualisiert und durch zwei Kategorien ergänzt:

Keine Kategorie/keinem Stadium zuordenbar: Tiefe unbekannt

Ein vollständiger Gewebeverlust, bei dem die Basis des Ulcus von Belägen (gelb, hellbraun, grau, grün oder braun) und/oder Schorf im Wundbett bedeckt ist.

Bis genügend Beläge und/oder Schorf entfernt ist, um den Grund der Wunde offenzulegen, kann die wirkliche Tiefe – und daher die Kategorie/das Stadium – nicht festgestellt werden. Stabiler Schorf (trocken, festhaftend, intakt ohne Erythem und Flüssigkeit) an den Fersen dient als »natürlicher (biologischer) Schutz des Körpers« und sollte nicht entfernt werden.

Vermutete tiefe Gewebeschädigung: Tiefe unbekannt

Livid oder rötlichbrauner, lokalisierter Bereich von verfärbter, intakter Haut oder blutgefüllte Blase aufgrund einer Schädigung des darunterliegenden Weichgewebes durch Druck und/oder Scherkräfte. Diesem Bereich vorausgehen kann Gewebe, das schmerzhaft, fest, breiig, matschig, im Vergleich zu dem umliegenden Gewebe wärmer oder kälter ist.

Es kann schwierig sein, tiefe Gewebeschädigungen bei Personen mit dunkler Hautfarbe zu entdecken. Bei der Entstehung kann es zu einer dünnen Blase über einem dunklen Wundbett kommen. Die Wunde kann sich weiter verändern und von einem dünnen Schorf bedeckt sein. Auch unter optimaler Behandlung kann es zu einem rasanten Verlauf unter Freilegung weiterer Gewebeschichten kommen.

Im Expertenstandard wird darauf verwiesen, dass die Kategorieneinteilung nach NPUAP/EPUAP, 2014 nur für die Erfassung des Ausgangsstadiums und nicht zur Beschreibung des Heilungsverlaufs geeignet ist.

Das Wundspezifische Assessment im Überleitungsbogen wurde durch »Sonstige, nicht klassifizierte Wundarten« ergänzt, da in der Praxis häufig chronische Wunden auftreten, welche in der medizinischen Wunddiagnose bzw. in den Wundarten nicht aufgeführt sind. Beispielhaft sei hier die Inkontinenz assoziierte Dermatitis genannt.

2. Wundrand

Die Beurteilung des Wundrands erfolgt differenziert nach Form und Zustand. Die im Expertenstandard aufgeführten Beschreibungen des Wundrandes wurden in den Überleitungsbogen eingefügt:

- »Form: flach, wulstig, unterminiert«
- »Zustand: vital, livide, mazeriert, hyperkeratös«

(Veränderungen des Wundrands können Hinweise auf die Wundversorgung geben, z. B.: Ist das Exsudatmanagement bei mazerierten Wundrändern ausreichend? Wird ein Hautschutz benötigt?)

3. Wundumgebung
Als Wundumgebung wird das Hautareal bezeichnet, das sich an den Wundrand anschließt und den Übergang in die unveränderte Haut darstellt. Wie weit die Wundumgebung reicht, hängt demnach von der Größe und Lokalisation der Wunde sowie der Beeinträchtigung des Gewebes ab (Lernbegleitbuch zum Seminar Wundexperte ICW S. 50)

Die Beschaffenheit der Wundumgebung sollte lt. aktualisiertem Expertenstandard als:

»trocken/rissig/feucht/mazeriert/atroph/livide« oder »unauffällig« beschrieben werden.

Veränderungen der Haut: z. B. »Schwellung, Blasenbildung, Rötung, Juckreiz oder Schmerzen« sollten ebenfalls dokumentiert werden, da diese Hinweise auf Störungen der Barrierefunktion, Entzündungen, mangelnde Druckverteilung oder Hautirritationen durch den Kompressionsverband/ Kompressionsstrümpfe sein können.

4. Exsudat/Transudat
Empfohlen wird weiterhin die Erfassung des Wundexsudats nach Quantität und Qualität: Die Einschätzungskriterien nach Quantität wurden geändert in: Keines, wenig, viel. Der Expertenstandard verweist auch auf den Zusammenhang mit der Häufigkeit der Verbandwechsel oder inwieweit die Wundauflagen gesättigt sind.

5. Wundgrund/häufigste Gewebeart
Die Beschreibung des Wundgrunds bezieht sich auf die Angabe der Gewebeart, welche den Wundgrund dominiert. Aktualisiert wurde die Bezeichnung Nekrose, welche nun als avitales Gewebe definiert wird und zwischen feuchtem oder trockenem avitalem Gewebe unterscheidet.

6. Infektionszeichen
Die Hinweise auf Infektionen wurden als eigenständiges Kriterium in den Überleitungsbogen aufgenommen, beurteilt werden die klassischen Entzündungszeichen: Rötung, Schwellung, Überwärmung, Schmerzen, Funktionsverlust der Wundumgebung.

Versorgungskonzept

Aufgrund der aktuellen Neuerungen der Gesetzgebung wurde die Dokumentationsvorlage mit möglichen Maßnahmen in diesem Bereich ergänzt, die für die Entlassungsversorgung aus der Klinik nun möglich sind (z. B. durchgeführte Verordnung von Arznei-, Verband-, Heilmittel).

1. Wundversorgung
Im Bereich Wundversorgung wurde die Behandlung Wundrand ergänzt durch die Wundumgebung, da im Bereich der wundumgebenden Haut häufig Probleme auftreten, welche eine spezielle Pflege und Behandlung erfordern, z. B. Trockenheit, Schuppungen und Juckreiz durch die Kompressionstherapie.

2. Zusätzliche Maßnahmen und wundbezogene Hilfsmittel
Die im bisherigen Überleitungsbogen »zusätzlichen Maßnahmen« wurden durch die vorhandenen wundbezogenen Hilfsmittel ergänzt.

Vorgegeben sind die Kompressionsart, spezielle Schuhe, Orthesen, druckverteilende Matratzen und Sitzkissen. In der Leerzeile können genauere Angaben zur Kompressionsversorgung bzw. zu den Hilfsmitteln gemacht werden.

3. Angaben zur Lebensqualität
Im aktualisierten Expertenstandard werden im Rahmen der pflegerischen Anamnese wund- und therapiebedingte Einschränkungen wie z. B. Schmerzen, Mobilitäts- und Aktivitätseinschränkungen, Schlafstörungen, psychosoziale Aspekte oder Abhängigkeit von personeller Hilfe erfasst. Als Instrument zur Selbsteinschätzung wurde der Würzburger Wundscore durch den Wound-QoL ersetzt. Dieser »Fragebogen zur Lebensqualität bei chronischen Wunden« misst die gesundheitsbezogene Lebensqualität und

die individuelle Belastung der Patientin/Bewohnerin in den letzten sieben Tagen anhand von 17 Fragen.

4. Krankheitsverständnis

Menschen mit chronischen Wunden haben häufig lange Heilungsverläufe, welche das individuelle Krankheitsverständnis beeinflussen. Betroffene Patienten/Bewohner leiden häufig unter Einschränkungen der Alltagsaktivitäten z. B. der Mobilität sowie der Lebensqualität z. B. durch die Kompressionstherapie. Durch Gespräche und Beobachtung sollten die Betroffenen ihre eigene Situation einschätzen in Bezug auf:

- »Ursachen der Wunde«
- »Heilung der Wunde und Vorstellungen zur Wundheilungszeit«
- »Symptome (z. B. Geruch, Exsudat, Juckreiz)«
- »Bedeutung spezieller Maßnahmen (z. B. Druckverteilung, Bewegung, Kompression)«

Dies liefert zu Beginn des pflegerischen Auftrags wichtige Informationen für eine optimale, individuelle Therapie und Unterstützung des Patienten/Bewohners.

Da im Akutkrankenhaus die stationäre Verweilzeit häufig so kurz ist, wird eine Beobachtung des Verlaufes kaum möglich sein. Vielmehr steht im Akutkrankenhaus die Versorgungskontinuität aus Sicht des Patienten/Bewohners im Vordergrund (DNQP S. 25).

5. Selbstmanagementkompetenzen von Patienten/Bewohnern und Angehörigen

Die Selbstmanagementkompetenzen von Patienten/Bewohnern und Angehörigen stellen eine wichtige Ressource dar und sollen erkannt bzw. gefördert werden, da sich diese positiv auf die Lebensqualität und die Wundheilung auswirken.

Die Einschätzung erfolgt mithilfe des Fragebogens, der als Anlage dem Überleitungsbogen beigefügt wird.

Literatur Kap. 3.4

DNQP (2015) Expertenstandard Pflege von Menschen mit chronischen Wunden, 1. Aktualisierung

ICWeV (2013) Lernbegleitbuch zum Seminar Wundexperte ICW 1. Auflage, S. 50

Panfil/Halbig (2015) Anlage zur Literaturstudie zum Expertenstandard »Pflege von Menschen mit chronischen Wunden«, 1. Aktualisierung

S. Reich-Schupke; M.Stücker (2011) «Neue multiresistente Erreger in der Wundtherapie« Phlebologie 6/2011 S. 318–320

TEIL II

PRAXIS

4 ZENTRALES WUNDMANAGEMENT

Sabine Kirsch, Sonja Seeber

Die Etablierung des Zentralen Wundmanagements am Krankenhausstandort Buchen als ergänzende Maßnahme zum bereits bestehenden Entlassungsmanagement erfolgte im November 2013. Ein Konzept wurde interdisziplinär erstellt und ist aktuell die Grundlage des Handelns, der Prozessoptimierung und Schonung der wirtschaftlichen Ressourcen sowie Kundenbindung als regionaler Leistungserbringer einer zuverlässigen Basisversorgung. Das erste Ziel einer festen Implementierung nach Abschluss einer Projektzeit von einem Jahr ist bereits erfolgt.

Die Pflegedienstleitung hat zu Beginn des Projekts folgendes Aufgabenspektrum sowie die Rahmenbedingungen für das Zentrale Wundmanagement definiert:

- Grundlage bildete die Freistellung einer 0,5 Vollkraftstelle durch eine zertifizierte Wundexpertin ICW.

4.1 Aufgabenspektrum

4.1.1 Durchführung von Wundkonsilen

Wundkonsile werden ausgestellt durch die anfordernde Pflegekraft bzw. den behandelnden Arzt mit:

- Stammdaten
- Einweisungsdiagnose
- Wundbeschreibung
- Fragestellung

Durchführung des Konsils durch den zertifizierten Wundexperten/ Wundarzt ICW

- Wundassessment (Ersteinschätzung/Dokumentation) und Fotodokumentation
- Therapieempfehlung/lokale Wundbehandlung (**verbindliche Anordnung**)

- Erstversorgung (1. Verband)
- Empfehlung weiterer diagnostischer Maßnahmen, z. B. Duplex-Sonografie, Röntgenaufnahmen, Gefäßstatus usw.
- Empfehlung weiterer Hilfsmittel und begleitender Therapien, z. B. Kompressions- und Entstauungstherapie, Strumpfversorgung, geeignete Therapieschuhe, Orthesen usw.
- Hautpflegeprodukte

Unterstützung bei der Wundversorgung in den klinischen Bereichen
- Zentrale Patientenaufnahme (ZPA)
- Erstversorgung mit MRSA-Schnelltest und Wundabstrich auf pathogene Keime
- Stationen (Wundvisite) mit Evaluation und evtl. Anpassung der lokalen Wundtherapie und begleitenden Maßnahmen, Organisation notwendiger Hilfsmittel etc. im Behandlungsverlauf
- Enge Zusammenarbeit mit der Pflegeüberleitung (Behandlungsverlauf/Wundüberleitung)/Entlassungs- bzw. Versorgungsmanagement

Enge Zusammenarbeit mit der Hygienefachkraft, Diabetesberatung, internes Case Management
- Aufbau einer Wundsprechstunde (Ärztliche Wundexpertin Dr. Kirsch), mögliche nachstationäre Evaluation

Durchführung der Fotodokumentation von Wunden
- Auslesen von Speicherkarten
- Farbausdruck der Wundbilder für die Patientenakte
- Elektronische Zuweisung zum Patienten in der Patientenakte

Wissenstransfer
- Teilnahme an fachspezifischen Fortbildungen und Weitergabe dieses Wissens im Rahmen innerbetrieblicher Fortbildungen (Arzt und Pflege) sowie in der Netzwerkarbeit AG Wunde Neckar Odenwald, z. B. bei interdisziplinären Fallbesprechungen, gemeinsamen Fortbildungen
- Zentraler Ansprechpartner bei Fragen rund um die Wundversorgung
- Information und Anleitung der betroffenen Patienten
- Mitarbeit an der Überarbeitung des Leitfadens zur Wundbehandlung am Krankenhausstandort Buchen

Öffentlichkeitsarbeit

- Aktive Teilnahme und Förderung des Netzwerks
- Organisatorische und fachliche Unterstützung bei den Veranstaltungen der AG Wunde, z. B. Wundsymposium, Veranstaltungen für Betroffene und Angehörige, Aktionstage
- Pressemitteilungen/Öffentlichkeitsarbeit des Krankenhauses z. B. Tag der offenen Tür
- Ansprechpartner für Betroffene und ihre Angehörigen

Qualitätsmanagement

- Statistische Auswertung des Zentralen Wundmanagements (Leistungsstatistik)
- Evaluation der Wundversorgung (Outcome)
- Wirtschaftlicher Materialeinsatz
- Wahrnehmen von Fort- und Weiterbildungsmaßnahmen

4.2 Zielführende Ideen in Ergänzung mit der Pflegeüberleitung/Internes Case Management

Durch die Implementierung des Zentralen Wundmanagements am Krankenhausstandort Buchen und die enge Zusammenarbeit mit der Pflegeüberleitung, ergab sich für uns eine gemeinsame Zielsetzung im Hinblick auf Weiterentwicklung des Netzwerkes und Prozessoptimierung der internen Abläufe in der Klinik in diesem Bereich auch im Sinne der Umsetzung des Expertenstandards Menschen mit chronischen Wunden. Wiederholte stationäre Aufnahmen und medizinische Komplikationen sollen bei diesen chronisch kranken Patienten (oftmals verbunden mit Multimorbidität) vermieden werden, um zu einer weitergehenden gesundheitlichen Stabilisierung und kontinuierlichen Wundbehandlung bis hin zur Wundheilung beizutragen.

Gemeinsame Zielsetzungen

- Entwicklung eines wundspezifischen Assessments/Wundanamnese/Erfassung der Selbstmanagementkompetenzen und Edukationsbedarf
- Mitarbeit bei der Überarbeitung der Leitlinien der Wundbehandlung für die Neckar-Odenwald-Kliniken

- Mitarbeit und Entwicklung gemeinsamer Leitlinien und Projekte für das Netzwerk Wunde, z. B. Wundpass
- Kontinuität in der adäquaten lokalen Wundtherapie
- Klarheit der Kompetenzen durch Verfahrensanweisung
- Patientenorientierte Zusammenarbeit aller Berufsgruppen
- Stete Aktualisierung/Listung der Wundversorgungsprodukte für die Neckar-Odenwald-Kliniken/Testung neuer Verbandsstoffe/zentrale Kontrolle über die eingesetzten Wundversorgungsprodukte, d. h. gezielter Materialeinsatz
- Einrichtung eines Behandlungsraumes zur Wundbehandlung
- Prozessbeschreibung zentrales Wundmanagement für das Qualitätsmanagement-Handbuch
- Ausbau der Öffentlichkeitsarbeit durch Darstellung des Leistungsspektrums/Homepage/Informationsbroschüre
- Mitarbeit beim Aufbau einer Wundsprechstunde am Krankenhausstandort Buchen
- Ausbau der ambulanten Betreuung gemeinsam mit dem Netzwerk
- Stete Aktualisierung der Wund- und Überleitungsdokumentation mit dem Ziel der IT-Fähigkeit innerhalb der Klinik und extern im Netzwerk

Vorteile für die Geschäftsführung

- Steigerung der Kundenzufriedenheit
- Imagegewinn und Kundenbindung/Alleinstellungsmerkmal
- Kostenreduktion durch gezielten Materialeinsatz der lokalen Wundtherapie
- Einhalten der Verweildauer im Rahmen der DRG
- Reduzierung von Wiederaufnahmen/Versorgungseinbrüchen
- Weiterentwicklung mit dem Netzwerk Wunde Neckar Odenwald
- Vision: ICW e. V. Wundsiegel Versorgungsmanagement/Integrierter Versorgungsvertrag mit den Kostenträgern im Bereich der Wundbehandlung

4.3 Verfahrensanweisungen schaffen Klarheit

Definition

Eine Verfahrensanweisung ist ein Dokument, in dem festgelegt wird, wie bestimmte Anforderungen umzusetzen und zu dokumentieren sind.

Die jeweiligen Verfahren müssen festgelegt, dokumentiert, verwirklicht und aufrechterhalten werden. Dieser Anspruch zieht die Tätigkeiten der Freigabe, Schulung sowie Prüfung bzw. Auditierung nach sich, deren Durchführung ihrerseits mit Aufzeichnungen nachvollziehbar nachgewiesen werden muss.

In der Praxis bedeutet das in unserer Klinik, dass jeder Patient mit einer chronischen Wunde dem Zentralen Wundmanagement gemeldet werden muss. In der Folge wird dann ein Konsil durch den zertifizierten Wundexperten/Wundarzt durchgeführt mit wundspezifischem Assessment und verbindlicher Therapieempfehlung. Während des stationären Aufenthaltes des Patienten wird die Wundbehandlung bzw. Wundversorgung überwacht und im Verlauf reevaluiert. Vor der Entlassung des Patienten erfolgt dann im Rahmen der Wundüberleitung eine Abschluss-Evaluation.

Wichtig

Zwingend notwendig sind dazu für alle Berufsgruppen in der Klinik verbindliche Verfahrensanweisungen zur Behandlung von Patienten mit chronischen Wunden, die in der Folge dann auch von allen an der Versorgung der Patienten beteiligten Berufsgruppen umgesetzt werden müssen, was eine optimierte Zusammenarbeit innerhalb der Berufsgruppen und eine verbesserte Akzeptanz gegenüber pflegerischem Expertenwissen voraussetzt. Nur so kann eine zeitgemäße, adäquate und ressourcenschonende Wundtherapie innerhalb der Klinik und im Rahmen des Entlassungsmanagements durchgeführt werden.

4.4 Wundspezifisches Assessment

Die Wunddokumentation ist die Grundlage für eine koordinierte Therapie. Sie bildet die durchgeführten Maßnahmen ab, garantiert die Nachweisbarkeit der geleisteten Tätigkeiten und ist die Basis für eine einheitliche Wundbehandlung. Weiterhin zeigt sie den Heilungsverlauf und präsentiert die Fakten, die für eine Prognoseabschätzung notwendig sind.

Eine adäquate Wunddokumentation macht den Behandlungsprozess für alle Berufsgruppen transparent und nachvollziehbar, beugt Versorgungsbrüchen vor und vermeidet schmerzhafte Schnittstellen. Neben ihren Funktionen als Mittel der Koordination und der Abrechnung ist sie ein wesentlicher Bestandteil der Qualitätssicherung und dient auch in vielfacher Hinsicht der rechtlichen Absicherung.

Um den Anforderungen der Wunddokumentation gerecht zu werden, die spezielle Fachkenntnisse und entsprechende Erfahrung erfordert, wird diese in unserer Klinik von einem zertifizierten Wundexperten/Wundarzt durchgeführt.

In unserer Klinik erfolgt das Wundassessment mithilfe des von unserem Netzwerk zur gemeinsamen Dokumentation entwickelten und nach den Kriterien des Expertenstandards für Menschen mit chronischen Wunden 2016 überarbeiteten Wundüberleitungsbogens.

Um eine ergänzende einheitliche Dokumentation zu erhalten, ist unsere Verlaufsdokumentation in der Klinik an die Überleitungsdokumentation (Wundüberleitungsbogen) im Aufbau angepasst worden. Ergänzt werden diese Informationen durch die pflegerische Anamnese des Initialassessments bei Aufnahme und des differenzierten Assessments im Bereich der Pflege- und Sozialanamnese durch das Team der Pflegeüberleitung im Bereich des Entlassungsmanagements.

Die Verlaufsdokumentation »Wunde« besteht aus drei Teilen:

1. Wundanamnese und -beschreibung (wundspezifisches Assessment)
2. Fotodokumentation
3. Therapie

4.4.1 Wundanamnese und -beschreibung

Dabei werden die Daten überwiegend durch Ankreuzen eingegeben, um Verläufe einfach, einheitlich, überschaubar und verständlich wiederzugeben.

Die Grundlage für die adäquate Wunddokumentation bildet eine ausführliche Wundanamnese, die unter anderem Informationen über das soziale Umfeld des Patienten, das Krankheitsbild, bisher durchgeführte Diagnostik und Behandlungen, Begleiterkrankungen und Medikationen, psychosoziale Aspekte wie wund- und therapiebedingte Einschränkungen, Abfrage von bereits vorhandenen Hilfsmitteln (z. B. Kompressionsstrümpfe, Schuhversorgung) und auch die Erwartungshaltung des Patienten bezüglich der Abheilung seiner Wunde beinhaltet.

Wundspezifisches Assessment

Erst dann erfolgt im zweiten Teil das eigentliche wundspezifische Assessment mit der Wundbeschreibung:

- Medizinische Wunddiagnose: Wundart/-klassifikation und Schweregradeinteilung der Wunde
- Z. B. nach European Pressure Ulcer Advisory Panel (EPUAP) zur Dekubitusklassifikation, nach Wagner-Armstrong zur Klassifikation des Diabetischen Fußsyndroms, nach Widmer zur Einteilung der chronisch venösen Insuffizienz, nach Fontaine zur Einteilung der Schweregrade bei pAVK (Arterielle Verschlusskrankheit)
- Beispiele der Wundklassifikation sind aber auch andere Wunden, wie Mazerationswunden, Verbrennungen und postoperative Wundheilungsstörungen.
- Wundlokalisation: schriftlich formuliert und per Grafik eingezeichnet
- Wunddauer, zusätzliche Angabe, ob es sich um eine sekundär heilende, eine chronische Wunde oder ein Rezidiv (Anzahl) handelt.
- Die Wundgrößenmessung wird durch die Parameter Länge, Breite, Tiefe und die Unterminierung/Taschenbildung oder Fistelung anhand der Uhrmethode erfasst. Die Durchmessererfassung erfolgt mit einem Einmallineal: Messen des vertikal (Länge: Fuß-Kopfachse) und (Breite) jeweils größten Abstandes der Wundränder zueinander unter Berücksichtigung des rechten Winkels der Achsen. Besonderheiten der Form

können zusätzlich dokumentiert werden. Die Tiefenmessung erfolgt mittels steriler Hilfsmittel wie z. B. Pinzette.

- Wundrand, z. B. trocken, mazeriert, gerötet
- Wundumgebung (die Haut, die über den durch die Wundauflage abgedeckten Bereich hinaus geht), z. B. Ödem, Ekzem, Atrophie
- Wundexsudat: Qualität und Quantität
- Wundgeruch: ja/nein
- Wundgrund: häufigste Gewebeart
- Wund- bzw. wundnaher Schmerz: ja/nein (Ergebnisse der Schmerzerfassung werden in der Patientenkurve dokumentiert)
- Infektions- bzw. Entzündungszeichen: Rötung, Schwellung, Überwärmung, Schmerz, Funktionseinschränkung der Wundumgebung

4.4.2 Fotodokumentation

Im Anschluss an die schriftliche Wunddokumentation und die Reinigung der Wunde erfolgt noch die Fotodokumentation der Wunde, bei der ein Einmallineal, das mit Vornamen, Namen und Geburtsdatum des Patienten sowie Seite und dem fotografierten Körperteil beschriftet ist.

Wichtig

Die Fotodokumentation ersetzt nicht die schriftliche Dokumentation, sondern ist eine sehr gute visuelle Ergänzung – vor allem auch, um einen Heilungsverlauf zu dokumentieren!

Voraussetzung für die Fotodokumentation sind die Aufklärung und Einwilligung des Patienten oder seines gesetzlichen Betreuers (StGB § 201a), die bei den stationären Patienten mit Abschluss und Unterschrift des Behandlungsvertrages erteilt wird und bei ambulanten Patienten gesondert unterschrieben werden muss. Diese Zustimmung kann natürlich jederzeit von dem Patienten widerrufen werden.

Die Fotodokumentation erfolgt bei Aufnahme und Entlassung oder nach Änderungen der Wundsituation (z. B. Debridement) im Verlauf der stationären Behandlung.

4.4.3 Dokumentation der Wundbehandlung

Im dritten Teil wird die Wundbehandlung dokumentiert:

- Wundreinigung/-spülung
- Debridement
- Lokale Wundtherapie
- Wundrandschutz/Hautpflege
- Verbandsstoffe: Wundfüller/-tamponade, Wundabdeckung

Wichtig

Dabei werden jeweils der vollständige Produktname und die Größe des Produktes genau angegeben.

Ergänzt werden in der Sparte Bemerkungen zusätzliche begleitende Therapieempfehlungen, z. B. bzgl. weiterführender Diagnostik, Hilfsmittelverordnungen oder Hautpflegeprodukten, aufgeführt.

Auch gewünschte zusätzlich erforderliche Maßnahmen, wie z. B. Druckentlastung oder Kompressionstherapie, können hier dokumentiert werden.

Grundsätzlich wird jeder Verbandswechsel durch die zuständige Pflegefachkraft dokumentiert. Das vollständige Wundassessment erfolgt bei Aufnahme und durch die ergänzende Wundüberleitung bei Entlassung und bei Verschlechterung bzw. Änderungen der Wundsituation (z. B. Debridement) durch die Wundexperten/Wundarzt.

4.5 Ablauf innerhalb der Klinik

Bei einer stationären Aufnahme eines Patienten mit einer chronischen Wunde erfolgt in der Ambulanz:

- Wund- und Nasenabstrich
- Wund- und begleitende Fotodokumentation
- Erstversorgung
- Zuweisung auf Station je nach Befund des Abstriches (Isolationspflege oder Normalstation)

Auf Station werden dann die fehlenden Angaben in der Wunddokumentation vervollständigt oder angelegt.

Da bei uns in der Klinik jede chronische Wunde dem Zentralen Wundmanagement gemeldet werden muss, wird ein Konsil an das Wundmanagement weitergeleitet mit:

- Stammdaten
- Einweisungsdiagnose
- Wundbeschreibung
- Fragestellung

Das Wundkonsil wird dann von dem ärztlichen und/oder pflegerischen Wundexperten durchgeführt. Es erfolgt:

- Ein Wundassessment sowie eine Fotodokumentation
- Ein Therapievorschlag (verbindliche Anordnung)
- Empfehlung der weiterführenden Diagnostik
- Begleitende therapeutische Maßnahmen, ggf. Verordnungen, z. B. Kompressionstherapie, therapeutische Schuhversorgung

Nach der durchgeführten Diagnostik sollte der Patient wieder vorgestellt werden, damit weitere Maßnahmen besprochen werden können.

Während des stationären Aufenthaltes werden die Wundverhältnisse mehrmals überprüft und ggf. die Wundversorgung angepasst.

Um eine adäquate, zeitgemäße und ressourcenschonende Wundtherapie innerhalb der Klinik zu gewährleisten, bedarf es einer interdisziplinären

Zusammenarbeit aller Berufsgruppen und einer verbesserten Akzeptanz gegenüber dem pflegerischen Expertenwissen.

In enger Zusammenarbeit mit der Pflegeüberleitung wird dann im Rahmen der Wundüberleitung eine Abschlussevaluation durchgeführt und die Anschlussversorgung geklärt und organisiert.

Damit die Schnittstellproblematik und ein Drehtüreffekt so gering wie möglich gehalten werden, ist ein guter Kontakt zu den Hausärzten, Sozialstationen und Pflegeeinrichtungen sehr wichtig.

Ein persönliches Gespräch und/oder bei komplexen Wundversorgungen kann eine Vorortübergabe in der Klinik Unklarheiten beseitigen.

4.6 Die Wundsprechstunde in der Klinik

Die Wundsprechstunde in unserer Klinik ist bisher eine Serviceleistung unseres Hauses, die lediglich als Beratung vergütet wird, was natürlich Einschränkungen in der Möglichkeit weiterführender Diagnostik, z.B. dem Anordnen von Röntgenaufnahmen etc. und in der Verordnung von Wundprodukten mit sich bringt.

Die Patienten werden in der Regel von niedergelassenen Kollegen mit Überweisung und dem Auftrag der Einschätzung der chronischen Wunde und einer Therapieempfehlung vorgestellt.

Mittlerweile möchten viele unserer Patienten gerne regelmäßig zur Evaluation in unsere Wundsprechstunde kommen oder sehen uns bei erneuten Problemen als Ansprechpartner.

Das ist einerseits ein wichtiger Ausdruck des Vertrauens, andererseits sind diese Maßnahmen nach wie vor nicht adäquat durch die Kostenträger vergütet.

Die Wundsprechstunde erfolgt durch den ärztlichen Wundexperten ICW und die Wundexpertin Pflege ICW und wird nach Terminierung in der Ambulanz regelmäßig angeboten.

Der Ablauf in der Sprechstunde ist weitestgehend standardisiert und umfasst folgende Bereiche:
1. Ausführliche Wundanamnese
2. Wundbeschreibung und Fotodokumentation
3. Empfehlung zur weiteren Wundbehandlung/Therapie oder bezüglich weiterer Diagnostik

Auch hier benutzen wir unseren Wunddokumentationsbogen, der dann dem ambulanten Patienten oder seinen Angehörigen in Kopie mitgegeben wird. Orientierende Diagnostik (z. B. Doppleruntersuchung, Röntgen) erfolgt im Rahmen der Untersuchung des Patienten.

Wenn notwendig, führen wir auch unmittelbar Telefonate mit den betreuenden Sozialstationen, Pflegeeinrichtungen oder dem behandelndem Hausarzt.

Der Hausarzt erhält nach ca. zwei Tagen noch einen ausführlichen Bericht, der Anamnese, Wundassessment, Therapie und weitere Therapieempfehlungen enthält.

Patienten, deren Wunde zur weiteren Behandlung eine sofortige oder geplante stationäre Aufnahme erforderlich macht, werden dann, ebenfalls nach telefonischer Rücksprache mit dem Hausarzt, entweder notfallmäßig oder nach Absprache eines Termins stationär zur weiteren Wundkonditionierung aufgenommen.

Problematisch ist, dass wir, außer bei Privatpatienten, bislang keine Wundprodukte oder Hilfsmittel selbst verordnen dürfen, sondern darauf vertrauen müssen, dass der Hausarzt die von uns empfohlene Behandlung fortführt. Hilfreich ist dabei sicher eine gute und überzeugende Kommunikation mit den ambulant weiterbetreuenden Hausärzten und die Transparenz und Verständlichkeit der gewünschten Wundtherapie.

Wichtig

Die Sicherstellung der kontinuierlichen und adäquaten Weiterbehandlung des Patienten ist uns wichtig und setzt eine vertrauensvolle Zusammenarbeit aller an der Behandlung des Patienten beteiligten Berufsgruppen voraus.

Die meisten Patienten stellen sich zur Kontrolle der Lokalbefunde ca. alle vier Wochen in der Sprechstunde vor und bringen, um die Kosten für die Klinik möglichst gering zu halten, das ihnen verordnete Verbandsmaterial mit. Bei einem nötigen Wechsel der lokalen Wundtherapie wird das Verbandsmaterial zu unseren Lasten abgerechnet.

In Aussicht sind integrierte Versorgungsverträge mit den Krankenkassen, die die Behandlung und Kontinuität in der Behandlung von Patienten mit chronischen Wunden für alle bei uns an der Therapie beteiligten Berufsgruppen deutlich vereinfachen würden, da sie uns die Verordnung von Wundprodukten und Hilfsmitteln sowie die Überweisung zu notwendiger Diagnostik erlauben würden und die Hausärzte im Hinblick auf ihr Budget entlasten würde. Dies wäre eine weitere wichtige Möglichkeit der Minimierung der Schnittstellenproblematik und würde ganz gewiss zur besseren Versorgungsqualität von Patienten mit chronischen Wunden beitragen.

Diese integrierten Versorgungsverträge verbunden mit dem ICW e. V. Wundsiegel sind für uns ein großes Ziel in der Behandlung von Menschen mit chronischen Wunden.

5 ABLAUF DES CASE MANAGEMENTS/ DER PFLEGEÜBERLEITUNG IM BEREICH DER KLINISCHEN WUNDVERSORGUNG

Anhand des Case Management Regelkreises nach Ewers (2006) möchte ich nun den praktischen Ablauf der Pflegeüberleitung am Beispiel der klinischen Wund- und Entlassungsversorgung bei Patienten mit chronischen Wunden (spezielle Zielgruppe) schildern.

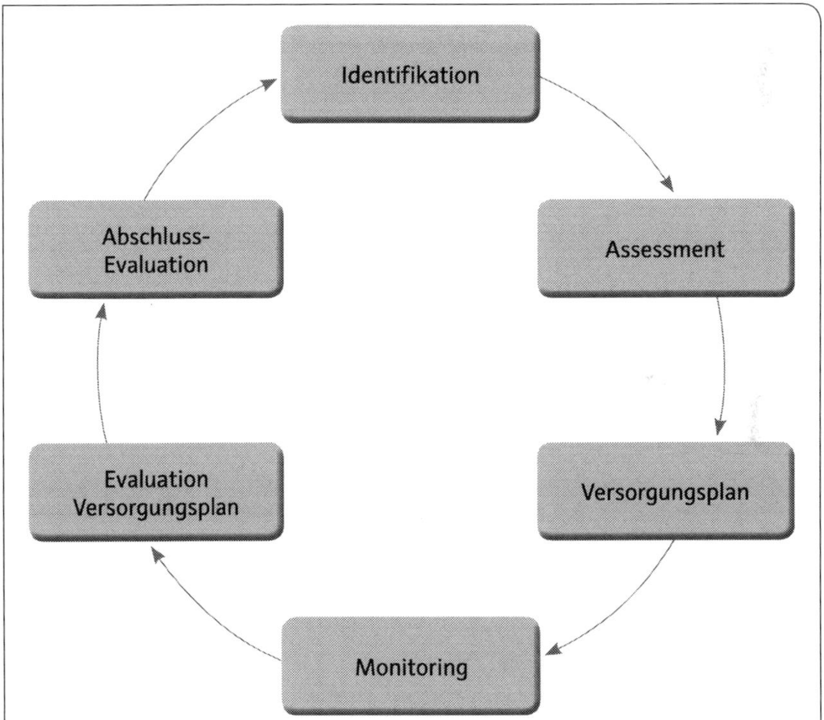

Abb. 1: Beschreibung des Case-Management-Regelkreislaufs nach Ewers (2006) am Beispiel des zentralen Wundmanagements.

5.1 Identifikation: Aufnahme in das zentrale Wundmanagement

Durch eine Bedarfsanalyse mittels Assessments und Vorgaben wird bei der Aufnahme eine Ersteinschätzung vorgenommen um die Klienten für das Entlassungs- und Wundmanagement zu identifizieren, d.h. eine Selektion muss erfolgen. Die Auswahl der Patienten erfolgt idealerweise schon bei Aufnahme in der ZPA (Zentrale-Patienten-Aufnahme). Es handelt sich in unserem Beispiel um Patienten mit poststationärem Betreuungs- und Behandlungsbedarf und chronischen Wunden.

- Auswahl des Falles – Intake/Case Finding
- Situationsanalyse und Klärungsphase
- Initiales Pflegeassessment bei Aufnahme in der Zentralen Patienten Aufnahme (ZPA) – wird möglichst noch am Aufnahmetag von Station vervollständigt
- Erkennen des poststationären Unterstützungsbedarfes (Komplexe Bedarf- und Bedürfnissituation) – Wundversorgungsbedarf/erste Einschätzung
- Meldung per Konsil (Stammdaten, Einweisungsdiagnose, Hinweise auf bereits erkannte Problematiken im Hinblick auf die Nachsorge oder Bedarf an Wundversorgung) an die Pflegeüberleitung
- Jeder Patient mit einer chronischen Wunde bei Aufnahme wird grundsätzlich dem zentralen Wundmanagement gemeldet (vgl. Teil 2 Kap. 4, S. 60 ff.)

5.2 Assessment/Assessmentinstrumente/Entscheidungshilfen

Um den notwendigen Betreuungsbedarf zu ermitteln, werden Assessments durchgeführt.

»Assessmentinstrumente dienen dazu, auf der Basis gesicherter Wissensbestände den Gesundheitszustand sowie für die Lebensqualität relevante soziale Gesichtspunkte systematisch abzubilden, um Hilfebedarfe und Unterstützungsnotwendigkeiten sichtbar werden zu lassen. Dabei werden

Ressourcen und Selbstversorgungsdefizite der Patienten berücksichtigt, aber auch das persönliche Umfeld.«[20]

Dieser Prozess der Informationssammlung kann nur gemeinsam mit dem Patienten und seinen Angehörigen die individuelle Qualität erhalten. Gemeinsam werden kurz- und langfristige Versorgungsziele festgelegt, ebenso die Möglichkeit rehabilitativer Aspekte geklärt.

Ziel ist es, aus der Vielzahl der Gesundheitsangebote und Leistungen die individuell passenden herauszufinden. Dieser Ablauf ist von besonderer Bedeutung, denn nur bei adäquater Ermittlung des Bedarfs können auch die notwendigen Angebote vermittelt werden.

Bedarfsermittlung von Gesundheitsangeboten und Leistungen

Nach Meldung des Patienten erfolgt eine umfassende Daten- und Informationssammlung durch die Pflegeüberleitung. Dies ist die Grundlage für einen individuellen, bedarfsgerechten Versorgungsplan zur Zielerreichung der möglichen Entlassungsversorgung inklusive der Planung des voraussichtlichen Entlassungstermins in Absprache mit dem behandelnden Arzt.

- Problemanalyse und Falleinschätzung durch die Pflegeüberleitung
- Pflegeanamnese und Erhebung der Ressourcen z. B. mittels differenziertem Sozial- und Pflegeassessment
- Wundüberleitungsbogen und Pflegebegleitbericht der prästationären Versorgung, evtl. Kontaktaufnahme mit der ambulanten Institution, Hausarzt
- Wundassessment (Ersteinschätzung, Wunddokumentation mit Verlaufsbeschreibung – erfolgt durch die Wundexpertin/Wundarzt des Zentralen Wundmanagements)
- Barthel-Index
- Braden-Skala
- Sturzrisiko-Erfassung
- Ernährungsscreening
- Schmerzerfassung

[20] Christine von Reibnitz; Katja Sonntag; Praxisheft Case Management; Strukturierte Aufnahme und Entlassung als pflegerische Aufgabe: DBfK Nordost e. V. 2012

- Erste Fallbesprechung mit der Wundexpertin und Wundärztin (medizinische Diagnose und Prognose)
- Ermittlung der daraus resultierenden Probleme und Ressourcen
- Ergibt sich daraus ein umfangreicher Interventionsbedarf mit einem komplexen Hilfe- und Versorgungsplan, wird der Patient zum Fall eines Case Managements im Rahmen der Pflegeüberleitung. Eine Rückverlegung in ein bereits bestehendes Versorgungssetting ohne weiteren Interventionsbedarf mit Weiterleiten der aktuellen Wundtherapie bedarf lediglich einer Wundüberleitung und Information aller Beteiligten in der Entlassungsversorgung.

5.3 Hilfe- und Versorgungsplan

5.3.1 Zielformulierung

Auf der Grundlage der Assessments und nach Gesprächen mit dem Arzt/der Pflegekraft und einer Beratung mit dem Patienten und seinen Angehörigen wird der Versorgungsplan dokumentiert. Wichtig ist die Berücksichtigung der bisherigen Situation (zu Hause oder auch in einer Pflegeeinrichtung). Bei Menschen mit chronischen Wunden ist die Erfassung der Beeinträchtigung der Lebensqualität von besonderer Bedeutung, um auch im Hinblick auf die geplante Behandlung zielführend zu arbeiten. Es erfolgt eine Einschätzung und Beratung, in welchem Umfang Veränderungen oder Unterstützungen sowie Schulungsbedarfe benötigt werden. Der Patient und seine Angehörigen entscheiden über die Auswahl und das Ausmaß der möglichen Leistungen. Als Ergebnis wird der differenzierte Versorgungsplan festgelegt und nach Implementierung beginnt die Organisation der erforderlichen Maßnahmen.

Der Patient und seine Angehörigen erhalten eine Visitenkarte mit den Kontaktdaten und haben somit in der Entlassungsversorgung einen festen Ansprechpartner.

Wichtige Aspekte des Hilfe- und Versorgungsplans

- Entwicklung und schriftliche Dokumentation des differenzierten Versorgungsplans (Entlassplan) in der elektronischen Patientenakte (somit für alle Berufsgruppen einsehbar)
- Dokumentation der Interventionen zur geplanten Zielerreichung/Entlassungsversorgung – Implementierung des Versorgungsplanes
- Enge Zusammenarbeit mit der Wundexpertin und Wundärztin des Zentralen Wundmanagements (Wunddokumentation, Wundversorgungsbedarfe, geplante Interventionen und Problemstellung, Verbandswechselintervall, begleitende Maßnahmen, nötige Hilfsmittel, Orthesen, spez. Schuhversorgung, Kompressionstherapie, Druckentlastung, Anschlusstherapien, ggf. Wiedervorstellung in der Wundsprechstunde etc.)
- Enge Zusammenarbeit mit der Internen Case Managerin bezüglich der zeitlichen Planung des stationären Behandlungsablaufes
- Enge Zusammenarbeit mit anderen Beratungskompetenzen, z.B. Diabetesberatung, Hygienefachkraft (z.B. Isolationspflege bei multiresistenten Keimen), Homecare-Dienstleister etc.
- Enge Zusammenarbeit mit der Abteilung der Physio- und Ergotherapie sowie Sanitätsfachhandel, z.B. bezüglich der Hilfsmittelversorgung, Schuhanpassung, mögliches Training mit Hilfsmitteln während des stationären Aufenthaltes
- Kontaktaufnahme mit allen an der Versorgung beteiligten Institutionen
- Bei komplexen Wundverbänden oder Besonderheiten Angebot der gemeinsamen Wundvisite vor Entlassung im Krankenhaus
- Bei Aufnahme zur Kurzzeit- oder vollstationären Pflege erfolgt eine schriftliche Pflegevorabinformation mit den zu erwartenden Wundversorgungsbedarfen an die Pflegeeinrichtung, wenn möglich ein bis zwei Tage vor Entlassung
- Kontaktaufnahme zur Klärung sozialrechtlicher Belange

5.4 Monitoring – Überwachung des gesamten Versorgungsverlaufs

Bei der Durchführung der Maßnahmen, d.h. dem Abarbeiten der vereinbarten Interventionen, muss jederzeit die zeitliche Planung und Umsetzung bzw. Erreichung der Behandlungs- und Pflegeziele sowie der evtl. erfolgten Anleitung und Schulung überwacht werden. Das sind z. B. die Auslieferung der nötigen Hilfsmittel, die Anpassung von Kompressionsstrümpfen, Orthesen etc. Bei Änderungen muss ggf. eine erneute Anpassung der Versorgungsplanung erfolgen.

- Die lokale Wundtherapie für die Entlassungsversorgung wird festgelegt und muss in die Rahmenbedingungen des ambulanten Sektors transferiert werden, d. h. evtl. in Absprache mit der Wundexpertin und Wundärztin nochmals angepasst werden.
- Der letzte Verbandswechsel erfolgt immer gemeinsam mit der Pflegeüberleitung (abschließende Fallbesprechung).
- Der Überleitungsbogen Wunde wird mit dieser aktuellen Erhebung (Entlassungsstatus der Wunde und empfohlener weiterer Versorgung) erstellt und durch die Pflegeüberleitung an den weiterbehandelnden Arzt sowie den ambulanten Dienst oder die Pflege- oder Rehabilitationseinrichtung gefaxt.
- Klärung der Organisation einer Erstversorgung und der Verordnung der Behandlungspflege.
- Neu: Durch das GKV-Versorgungsstärkungsgesetz kann eine Erstverordnung der Häuslichen Krankenpflege § 37 (vgl. Kap. 3.1) für sieben Tage und ein Rezept der Wundversorgungsprodukte in der kleinsten Packungsgröße (N1) erfolgen und mitgegeben werden!

5.5 Evaluation des Versorgungsplans

»Unter Evaluation versteht man die ›Bewertung der Wirkungen von Maßnahmen oder Verfahren hinsichtlich vorher festgelegter Kriterien‹. Evaluation und Monitoring sind ähnliche Funktionen im Case Management. Feststellen lässt sich jedoch, dass das Monitoring ausschließlich während des laufenden Versorgungsgeschehens durchgeführt wird und eine Kontrollfunktion hat, während die Evaluation zusätzlich als rückblickende Abschlussanalyse beim »Austritt« des Patienten aus dem System erfolgt und umfassender sein kann. Evaluation bedeutet allgemein die Beschreibung, Analyse und Bewertung von Prozessen und Organisationseinheiten.«[21]

21 Christine von Reibnitz; Katja Sonntag; Praxisheft Case Management; Strukturierte Aufnahme und Entlassung als pflegerische Aufgabe: DBfK Nordost e. V. 2012

Weitere Aspekte

- Zusätzlich erfolgt zumeist ein persönliches Abschlusstelefonat mit dem Hausarzt und der möglichen beteiligten Institutionen sowie die Klärung einer erneuten Vorstellung nach der Entlassung in der Wundsprechstunde der Wundärztin/Wundexpertin.
- Es wird ein Abschlussgespräch mit dem Patienten und seinen Angehörigen geführt, um gemeinsam alle geplanten Absprachen und Interventionen zu kontrollieren und Unklarheiten zu beseitigen, eventuell erforderliche Anpassungen werden durchgeführt. Eine Rückmeldung wird durch den Patienten und seine Angehörigen erbeten, falls nach der Entlassung Probleme entstehen (eine Visitenkarte mit Kontaktdaten wird gereicht).
- Abschließende Überprüfung und Dokumentation
- Abschließende Dokumentation der Wundexpertin

5.6 Abschluss-Evaluation

Auch wenn die Codierung der Nachsorgeleistung (OPS- 2015 9-401. Code) noch nicht erlösrelevant für die Kliniken ist, spiegelt sie die geleistete Arbeit im zeitlichen Umfang wieder. Dadurch hat man in der Leistungsstatistik auch die Möglichkeit, umfangreiche komplexe Überleitungen (Schweregrad) zusätzlich zum Nachweis der Fallzahlen zu erheben. Im Hinblick auf potenzielle Verhandlungen mit der Geschäftsführung – auch in Bezug der personellen Besetzung des Entlassungsmanagements oder zur Bedarfsermittlung neuer Leistungen – sollte meiner Meinung nach eine Codierung vorgenommen werden, um auch selbst die geleistete Arbeit reflektieren zu können.

- Leistungsstatistik zum Nachweis der Fallzahlen und Umfang der Leistungen an die Geschäftsführung
- Erhebung von Kundenzufriedenheit (Patientenfragebogen z. B. durch das Qualitätsmanagement)
- Auswertung der Wundüberleitung und der organisierten Nachsorge bei Wiedervorstellung in der Wundsprechstunde oder nach Rückmeldung durch die Nachbehandelnden oder den Patienten, dadurch direkte Überprüfung der Versorgungsziele möglich
- Regelmäßiger Austausch mit dem Controlling (Verweildauer, Codierung der Wunddokumentation)

- Austausch im Netzwerk – Feedback/AG Wunde Neckar-Odenwald, evtl. interdisziplinäre Fallbesprechung im Rahmen eines Arbeitsgruppentreffens
- Kontinuierlicher Verbesserungsprozess in der Fallbegleitung (KVP) und der Rahmenbedingungen, Veränderungsbedarfe z. B. Terminplanung in der Wundsprechstunde, Anpassung der Arbeitszeiten der Wundexpertin, Abwesenheitsvertretung, Absprachen mit der Pflegeüberleitung/Entlassungsmanagement

6 DER WUNDÜBERLEITUNGSBOGEN

6.1 »Eine Sprache sprechen«: Der Wundüberleitungsbogen als einheitliche Dokumentation

Eine effiziente Wundversorgung erfordert nicht nur zur rechtlichen Absicherung eine systematische Wunddokumentation, sondern sie stellt die Informationsgrundlage für alle Berufsgruppen im Versorgungsnetz dar.

Da die Verlaufsdokumentation in den verschiedenen Versorgungsbereichen unterschiedlich ist, ist durch den einheitlichen Überleitungsbogen (siehe S. 84–88) eine vergleichbare Dokumentation aller entstanden. Die IT-Systeme im Netzwerk sind aber nach wie vor nicht homogen. Daher wird der Bogen gefaxt oder mitgegeben, wobei immer ein Durchschlag in der Akte verbleibt.

Eine hohe Akzeptanz des Bogens konnte durch die gemeinsame interdisziplinäre Entwicklung innerhalb mehrerer Arbeitsgruppentreffen erreicht werden. Der Wundüberleitungsbogen wurde 2006 entwickelt und bereits mehrfach überarbeitet, aktuell nach dem NES (Nationaler Expertenstandard) Menschen mit chronischen Wunden (2016) und trägt seit 2010 das Siegel der ICW. Anfänglich war die Arbeitsgruppe auf ein Sponsoring des Drucks angewiesen, mittlerweile kann der Druck durch Eigenmittel finanziert werden.

Ergebnisse

- Frühzeitige Information, Verlaufskontrolle, Abschlussdokumentation für den jeweiligen Sektor
- Wundüberleitung auch bei Einweisung in die Klinik
- Häufigster Einsatz ist die Entlassungssituation aus der Klinik
- Vermeidung von ständig wechselnden Lokaltherapien/Versorgungseinbrüche aufgrund von Informationsdefiziten
- Deutlich bessere Akzeptanz der empfohlenen Lokaltherapie bei den Hausärzten durch adäquate Information
- Verlaufskontrolle im Vergleich bei z. B. Wiederaufnahme
- Fortschritte, Stagnation und Rückschläge in der Behandlung lassen sich somit sicherer einschätzen und nachvollziehen.
- Aktueller Wundstatus für max. drei Wunden mit einem Bogen

Nationaler Expertenstandard Menschen mit chronischen Wunden 2016: Die Neuerungen

- Ergänzungen im Bereich des Wundspezifischen Assessments
- Verordnungsmöglichkeiten aufgrund des GKV-Versorgungsstärkungsgesetzes 2015
- Angaben zur Lebensqualität laut Wound-QoL
- Angaben zum Krankheitsverständnis zu Wundursache, Heilung der Wunde, Symptomen, Bedeutung spez. Maßnahmen und Selbstmanagementkompetenzen

6.2 Ausblick

Durch die Überarbeitung des NES Menschen mit chronischen Wunden wurde die Patientenedukation als ein wesentlicher Bestandteil im Versorgungsmanagement bestätigt und intensiviert. Dies ist auch für unser Netzwerk ein folgerichtiger Schritt, den wir in Zukunft noch weiter in den Mittelpunkt unseres Handelns stellen müssen. »Die Patientenedukation geht der Frage nach, welches Wissen und Können Menschen benötigen, um im Alltag mit der Wunde umzugehen. Sie beinhaltet alle Formen der Wissensvermittlung wie strukturierte Schulung, Anleitung, Information und Aufklärung. Sie beinhaltet aber auch die professionelle Beratung zu Fragen von Patienten und Angehörigen.«[22]

Um unseren Patienten ein großes Maß an Selbstständigkeit zu geben, müssen wir intensiver in allen Bereichen unseres Netzwerkes informieren, schulen, beraten und anleiten (Matscheko 2010).

Auch die gemeinsame Entwicklung eines Wundpasses zur Dokumentation der fortlaufenden therapeutischen und edukativen Maßnahmen ist eine Zielsetzung. Dadurch wäre die Möglichkeit geschaffen, alle wichtigen Basisinformationen im Zusammenhang mit der Wundversorgung in einem kleinen Dokument, das in der Brieftasche getragen werden kann, zu vereinen.

[22] Sailer,M.(2010):Patientenedukation in: Panfil,E.-M., Schröder,G. Pflege von Menschen mit chronischen Wunden, 1. Auflage Verlag Hans Huber, Bern S. 453

Natürlich ersetzt der Wundpass nicht die Wundüberleitung und die damit vorhandene Dokumentation im Netzwerk.

Veranstaltungen für Betroffene und Angehörige wurden von unserem Netzwerk bereits in Zusammenarbeit mit dem Patienteninformationszentrum (PIZ) durchgeführt und sollen in Zukunft noch weiter intensiviert werden. Verständlich geschriebene Informationsbroschüren für Betroffene und ihre Angehörigen zu verschiedenen Wundklassifikationen und Themen rund um die Wundversorgung gibt es kostenpflichtig mittlerweile in verschiedenen Sprachen über die ICW Homepage zu bestellen. Sie sind eine ideale Ergänzung im Bereich der Edukation.

Für viele ambulante Pflegedienste in unserem Netzwerk sind bereits Schulungen im häuslichen Umfeld oder Pflegekurse in der Begleitung von pflegenden Angehörigen selbstverständlich. Gemeinsam müssen wir neue Möglichkeiten finden, Menschen mit chronischen Wunden solche Angebote oder Maßnahmen zukommen zu lassen. Allerdings gibt es nach wie vor keine aufwandbezogenen Vergütungen der Kostenträger!

Unser Überleitungsbogen wurde aktuell nach den Kriterien des Standards überarbeitet. Mittlerweile gibt es viele verschiedene Fragebögen zur Erfassung der Lebensqualität von Menschen mit chronischen Wunden.

»Basierend auf einer Zusammenarbeit aller Autoren der bisherigen Fragebögen wurde das neue Lebensqualität-Instrument Wound-QoL (engl. Questionnaire on quality of life with chronic wounds) entwickelt, das die 17 bestgeeigneten Items enthält. Dieser international anerkannte neue Fragebogen zeichnet sich durch eine hohe Patientenfreundlichkeit aus.«[23]

Unser Netzwerk wird den Wound-QoL einführen – als ein Instrument, um die Patientenangaben im Versorgungsalltag besser zu nutzen und stärker in der Wundversorgung Beachtung finden zu lassen.

23 Baade,Katrin: Validität internationaler Fragebögen im direkten Vergleich; Wundmanagement Sonderheft 1/2013

Überleitungsbogen Wunden

Nachname ______________________
Vorname ______________________
Geb.-datum ______________________
Adresse ______________________
____
Krankenkasse ______________________
Hausarzt ______________________
Klinikarzt ______________________
Pflegerischer Fachexperte Wunde ______________________
Entlassungsdatum: ______________________

abgebende Einrichtung (Stempel)

☐ Multi-resistente Erreger: ○ nein
○ ja, welche: __________
☐ MRSA Screening durchgeführt am __________
☐ ALLERGIE gegen __________

Wundspezifisches Assessment

Med. Wunddiagnose/Wundart		Wunde 1		Wunde 2		Wunde 3	
	Entstehungszeitpunkt/Wunddauer Sekundär heilend (S) Chron. (C) Rezidiv (R) Anzahl (R)	––– ––– ––– ☐ S ☐ C ☐ R		––– ––– ––– ☐ S ☐ C ☐ R		––– ––– ––– ☐ S ☐ C ☐ R	
Dekubitus (nach EPUAP 2014)							
Kategorie I – nicht wegdrückbare Rötung	Kategorie II – Teilverlust der Haut / Blase	☐	☐	☐	☐	☐	☐
Kategorie III – Verlust aller Hautschichten.	Kategorie IV – ausgedehnte Zerstörung/Gewebsnekrose	☐	☐	☐	☐	☐	☐
Keiner Kategorie zuordenbar: Tiefe unbekannt – vollständiger Gewebeverlust – Beläge/o. Schorf		☐		☐		☐	
Vermutete tiefe Gewebeschädigung: verfärbte, intakte Haut – oder blutgefüllte Blase		☐		☐		☐	
Ulcus cruris		Grad	Grad	Grad	Grad	Grad	Grad
Ulcus cruris venosum (Widmer)	Ulcus cruris arteriosum (Fontaine)	☐	☐	☐	☐	☐	☐
Ulcus mixtum		☐		☐		☐	
Diabetisches Fußsyndrom (Wagner/Armstrong)							
Grad 0 – keine Läsion	Grad I – oberflächliches Ulcus	☐	☐	☐	☐	☐	☐
Grad II – tiefes Ulcus bis Gelenkkapsel	Grad III – tiefer gehendes Ulcus	☐	☐	☐	☐	☐	☐
Grad IV – begrenzte Vorfuß/Fersennekrose	Grad V – Nekrose gesamter Fuß	☐	☐	☐	☐	☐	☐
Ischämie	Infektion	☐	☐	☐	☐	☐	☐

Sonstige, nicht klassifizierte Wundarten O Inkontinenz assoziierte Dermatitis O andere ______	☐	☐	☐	☐	☐	☐
Wundrand **Form:** flach wulstig unterminiert **Zustand:** vital mazeriert hyperkerätös gerötet	☐ ☐ ☐	☐ ☐ ☐ ☐	☐ ☐ ☐	☐ ☐ ☐ ☐	☐ ☐ ☐	☐ ☐ ☐ ☐
Wundumgebung O unauffällig trocken atroph trocken-rissig livide feucht/mazeriert Veränderungen wie z. B. O Blasenbildung O Juckreiz O Schwellung O Rötung O sonstige: ______	☐ ☐ ☐ ☐ ☐	☐ ☐ ☐ ☐ ☐	☐ ☐ ☐ ☐ ☐	☐ ☐ ☐ ☐ ☐	☐ ☐ ☐ ☐ ☐	☐ ☐ ☐ ☐ ☐
Wundexsudat **Quantität:** z. B. O keines O wenig O viel **Qualität:** z. B. O serös O trüb O blutig	☐ ☐ ☐	☐ ☐ ☐	☐ ☐ ☐	☐ ☐ ☐	☐ ☐ ☐	☐ ☐ ☐
Wundgeruch O ja O nein	☐ ☐	☐ ☐	☐ ☐	☐ ☐	☐ ☐	☐ ☐
Wundgrund/häufigste Gewebeart Granulationsgewebe Fibrinbelag Epithelgewebe Muskel, Faszie, Sehnen Avitales Gewebe: trocken: ______ feucht: ______ freiliegende Knochen	☐ ☐ ☐	☐ ☐ ☐	☐ ☐ ☐	☐ ☐ ☐	☐ ☐ ☐	☐ ☐ ☐
Wund- bzw. wundnaher Schmerz O ja O nein ______	☐	☐	☐	☐	☐	☐
Wundgröße größte Länge (cm) ______ größte Breite (cm) ______ Tiefe (cm) ______ **Taschen, Fisteln** Länge (cm) ______ **Unterminierung** Ausrichtung nach der Uhr	______ ______ ______	______ ______ ______	______ ______ ______	______ ______ ______	______ ______ ______	______ ______ ______
Infektionszeichen O Rötung O Schwellung O Überwärmung O Schmerzen O Funktionseinschränkung der Wundumgebung						

Name des Patienten: ______________________________ (s. linke Seite)

Lokalisation
(Wunde einzeichnen und mit 1–3 nummerieren)

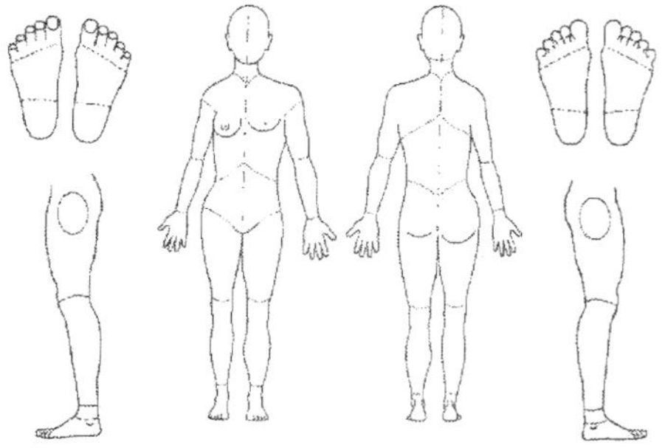

Versorgungskonzept

	Wunde 1	Wunde 2	Wunde 3
Wundreinigung			
Wundbehandlung (Therapeutikum, Wundauflage – Produktgruppe, ggf. Präparat und Fabrikat-Nr., Größe)			
Behandlung Wundrand/Wundumgebung			
Intervalle und letzter Verbandswechsel			

Zusätzliche Maßnahmen und vorhandene wundbezogene Hilfsmittel:

O Kompression (Art): ____________________
O spezielle Schuhe   O Orthesen   O druckverteilende Matratzen   O Sitzkissen
O Sonstige: ____________________

Krankheitsverständnis: zu Wundursache, Heilung der Wunde, Symptomen, Bedeutung spezieller Maßnahmen

____
____
____
____

Die Beratung des Patienten/Angehörigen ist   O erfolgt   O erforderlich   O nicht möglich

Schulungsbedarf: ____________________

Empfehlungen für die Weiterbehandlung bei Entlassung/Besonderheiten
Verordnung nach § 39 SGB V

____
____
____
____

ANHANG   O Wound-QoL   O Fragebogen zur Einschätzung der Selbstmanagementkompetenzen

Ort, Datum   Unterschrift Aussteller   Unterschrift Patient/in

Name des Patienten/Bewohners: ______________________

Name des Angehörigen: ______________________

Fragebogen zur Einschätzung der Selbstmanagementkompetenzen von Patienten/Bewohnern und Angehörigen

Kriterien	Erkenntnisse
☐ zum Umgang mit Einschränkungen (s. WOUND-Qol)	
☐ zur Wunde und zum Verbandwechsel (z. B. Wundgeruch, Schmerzen beim Verbandwechsel)	
☐ Erhalt von Alltagsaktivitäten (z. B. einkaufen, Hobbys, spazieren gehen)	
Krankheitsspezifische Maßnahmen:	
Endstauende Maßnahmen	
Kompression (an-/ausziehen, pflegen, Umgang mit kompressionsbedingten Beschwerden)	
Aktivierung des Sprunggelenks und der Muskelpumpe	
Hochlegen der Beine über Herzniveau	
Sitzposition	
Gefäßtraining, z. B. strukturiertes Gehtraining	
Fußpflege und -inspektion	
Präventive Maßnahmen bei Diabetischem Fußulcus: z. B. Fußpflege, -inspektion, Umgang mit Schuhen	
Druckentlastung der Wunde	
Hilfsmittel (z. B. Orthesen, Matratzen, Kissen, (Verband)-Schuhe, ggf. mit speziellen Einlagen zur Druckentlastung	
Bewegungsförderung/Positionswechsel	
☐ Hautschutz/Hautpflege	
☐ Ernährung	
☐ Blutzuckereinstellung	
☐ Rauchentwöhnung	

Datum: ____________ Unterschrift: ______________________

7 NETZWERKARBEIT IN DER PRAXIS

Wie gründe ich ein Netzwerk? Wie vernetze ich Berufsgruppen untereinander? Wie schaffe ich Verständnisbildung und Kommunikation? Meine Erfahrungen aus der Praxis habe ich hier zusammengefasst. Es ist kein Rezept, soll aber eine Anregung sein, Mut zu haben, Hürden abzubauen und Möglichkeiten zu nutzen!

In unserem Beispiel geschieht die Initiative zur Netzwerkarbeit hauptsächlich aus dem Krankenhaus heraus, es gibt aber auch Modelle der Initiative durch den ambulanten Bereich (ambulante Pflegedienste/Pflegeheime), um die Kommunikation und die Zusammenarbeit mit dem Krankenhaus zu verbessern. Theoretische Grundlagen werden in dem abschließenden Kapitel Netzwerkbildung im Gesundheitswesen durch Stefanie Kortekamp vermittelt (vgl. Kap. 9, S. 102 ff.).

Praxistipps

- Auf andere zugehen! Einladen! Sich »bekannt« machen!
- Zuhören können! Alle an einen Tisch setzen! Berufsseparatismus abbauen!
- Austausch fördern! Gemeinsame Fortbildungen organisieren!
- Kritikfähig sein! Aus Fehlern lernen – eigene Vorgänge hinterfragen/Prozesse evaluieren/anpassen/optimieren!
- Probleme an der Schnittstelle sammeln/Bereitschaft haben, Ansprechpartner zu sein/zuverlässig sein
- Andere Rahmenbedingungen und Möglichkeiten kennenlernen! Gegenseitig verstehen lernen! Erkennbarer Nutzen für die einzelnen Akteure!
- Mut haben, Verantwortung zu übernehmen!
- Gemeinsame Formulierung von Zielen
- Selbst kompetent sein – stete Fortbildung

Netzwerkarbeit ist Beziehungsarbeit

Nur durch Beziehungsarbeit, Verständnisbildung und Kommunikation kann man eine »regelmäßige Begegnung« mit anderen Berufsgruppen herstellen. Beziehungsarbeit bedeutet für mich gezielt auf Menschen zuzugehen, um einen regelmäßigen offenen Austausch für eine gemeinsame Zielsetzung – in unserem Fall die Versorgung von Menschen mit chronischen Wunden in unserer Region – zu verbessern.

Dazu gehört, dass man den Anderen ernst nimmt und achtet, respektiert. Ferner sollte man sich bemühen, durch Verlässlichkeit, Kontinuität, Kompetenz und Vertrauen herzustellen. Das muss mit dem Hinterfragen der eigenen Arbeit und eigener Verhaltensmuster sowie dem Abbau von Konkurrenzdenken und das Abschneiden alter Zöpfe einhergehen!

Dazu gehören aber auch Niederschläge und Konflikte, die ausgetragen werden. Wichtig ist, dass dabei die gemeinsame Zielsetzung nie aus den Augen verloren werden darf. Durchhaltevermögen, Mut und Konsequenz werden benötigt!

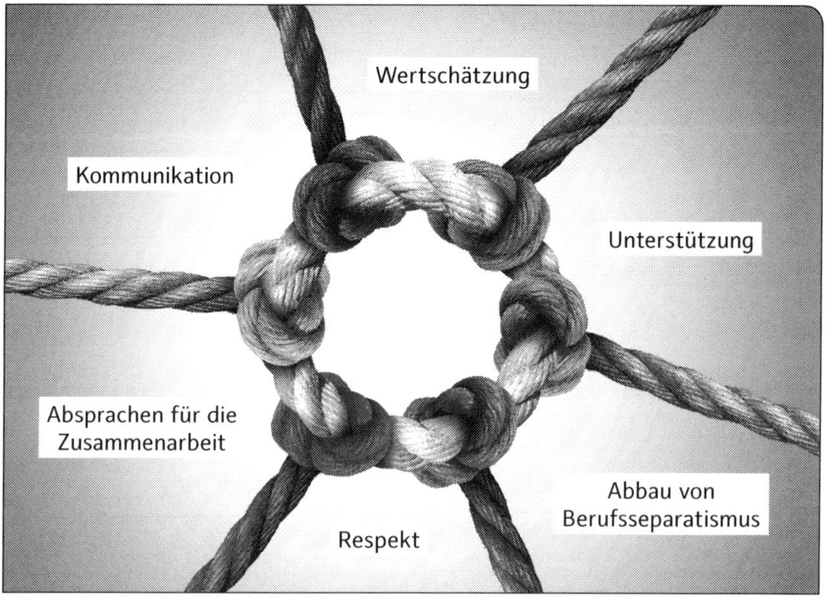

Abb. 2: Beziehungselemente eines stabilen Netzwerks.

8 PRAXISBERICHTE

8.1 Aus der ambulanten Pflege

Corina Nübel, Margot Kostenbader, Dagmar Kremsreiter

8.1.1 Problemstellung in der ambulanten Wundversorgung

Wie schon ausführlich thematisiert, ist das Wundmanagement geprägt von Arbeitsteilung und Teamarbeit. Aufgrund der reduzierten Verweildauer in den Krankenhäusern wird die Wundversorgung immer mehr in den ambulanten Bereich verlagert. Gefordert sind umfassende Fachkenntnisse und die Kompetenz, oftmals allein vor Ort, in der Häuslichkeit der betroffenen Menschen eine angepasste Versorgung durchzuführen. Dabei sind die Rahmenbedingungen nicht mit den Möglichkeiten einer Klinik zu vergleichen.

Die Hauptproblematik sehen wir Wundexperten der ambulanten Pflegedienste in der teilweise schwierigen Zusammenarbeit mit den jeweiligen Hausärzten. Viele Hausärzte halten noch an konservativen Wundversorgungsmaterialien fest, da sie Regressforderungen der Krankenkassen befürchten. Daher kostet es uns viel Überzeugungsarbeit und auch »Fingerspitzengefühl«, eine zeitgemäße Wundversorgung zu erwirken.

Als eine gut funktionierende Taktik hat sich bewährt, in Absprache mit dem behandelnden Arzt mit Musterprodukten, die wir von Vertretern der Industrie erhalten, »anzutherapieren«. So entstehen vorerst keine budgetlastigen Kosten. Stellt sich dann eine positive Entwicklung der Wundheilung dar, ist auch ein kritischer Hausarzt gut zu überzeugen, dass modernere Verbandsstoffe zwar vermeintlich teurer sind, jedoch das Heilungsergebnis schneller erreicht wird und deshalb insgesamt Kosten gespart werden.

Ebenso bedarf es oftmals vieler Anstrengung unsererseits, die Notwendigkeit unabdingbarer Begleitmaßnahmen beim verordnenden Arzt durchzusetzen. Dazu gehören zum Beispiel die Schmerztherapie, eine adäquate Kompressionstherapie (leider hat es lange gedauert, die Langzugbinde zu verbannen, wo sie nicht angebracht war), Lymphdrainage, begleitende Antibiotikatherapie bei infizierten Wunden, Orthesen oder Entlastungsschuhe. Dies gelingt aber immer besser, weil ein Großteil der Hausärzte mittlerweile unsere Fachkompetenz schätzt, auf unsere Therapieempfehlungen Wert legt und **wir gemeinsam** daran interessiert sind »Hand in Hand« zu arbeiten.

Sehr problematisch wird es für uns jedoch, wenn Patienten an Wochenenden oder Feiertagen aus der Klinik entlassen werden. Oftmals ohne Verordnung, Verbandmaterial oder Schmerzmittel. So kam es schon öfter vor, dass wir das Krankenhauspersonal kontaktieren mussten und die fehlenden Unterlagen oder Materialien dort von Angehörigen des Patienten oder von Fachkräften persönlich abholen lassen mussten. Das kostet uns viel Zeit, die wir nicht haben! Deshalb begrüßen wir die neue Richtlinie durch das GKV-Versorgungsstärkungsgesetz sehr, die vorsieht, dass Kliniken zukünftig Verbandsstoffe und Medikamente zur Erstversorgung rezeptieren dürfen (vgl. Kap. 1.2, S. 22 ff.).

8.1.2 Lösungsansätze durch die Zusammenarbeit im Netzwerk

Mit der Einführung unseres von der Arbeitsgruppe Wunde interdisziplinär entwickelten Wundüberleitungsbogens ist vieles für uns übersichtlicher und deshalb einfacher geworden.

So können wir die Wunde zusätzlich zur Inspektion »auf einen Blick« richtig einschätzen.

Wir bekommen alle therapierelevanten Informationen:

- Diagnose mit entsprechender Klassifikation
- Handelt es sich um eine Erstwunde oder liegt ein Rezidiv vor?
- Sind Allergien (Silber, Pflaster, …) bekannt?
- Liegt eine Infektion mit multiresistenten Keimen vor?
- Bestehen Grunderkrankungen wie z. B. Rheuma, Diabetes, Karzinome, die die Wundheilung beeinflussen können?

Die Kennzeichnung der Wundlokalisation mittels des Körperschemas und Ansicht der Füße mit Angaben der Wundnummer bei mehreren Hautdefekten bedeutet auch eine Zeitersparnis für uns. Da wir dann schon vorab wissen, wo sich die Wunde befindet, kommt (insbesondere auch bei desorientierten oder dementen Patienten, die uns keine Angaben machen können) keine Unsicherheit bzw. kein unnötiger Zeitaufwand auf. Dadurch, dass alles übersichtlich gestaltet ist, erkennen wir Wichtiges – vor allem Angaben zum aktuellen Zustand der Wunde, des Wundgrundes und der Wundumgebung sowie vor allem das aktuelle Versorgungskonzept – schnell auf einen Blick. Dies kommt uns sehr entgegen, da wir ständig unter Zeitdruck stehen.

Ebenso ist es wichtig für uns, zu erfahren, ob eine Edukation des Patienten und dessen Angehörigen bereits erfolgte oder ob wir noch weitere Maßnahmen fortführen und begleiten müssen.

Von großer Bedeutung ist es auch für uns, wie der Patient selbst seine Lebensqualität und Selbstmanagementkompetenz einschätzt. Diese kann der Patient oder seine Angehörigen mithilfe des dem Überleitungsbogen anhängenden Fragebogens selbst ermitteln, wodurch er uns wertvolle Informationen liefert. So bekommen wir einen »Rundum-Eindruck« und können den Patienten ganzheitlich ansehen und dementsprechend adäquat versorgen.

Wir setzen den Wundüberleitungsbogen selbstverständlich auch ein, wenn sich ein Patient zum Beispiel zur stationären Aufnahme ins Krankenhaus oder in die Wundsprechstunde begeben muss. So konnten wir schon positive Rückmeldungen aus verschiedenen Unikliniken außerhalb unseres Netzwerkes erhalten. Patienten berichteten uns, dass die Fachkräfte und Ärzte überrascht waren, dass sie so ein gut durchdachtes Dokument vorlegen konnten.

Diese Anerkennung fördert auch das Vertrauen, das die Patienten in uns setzen, und wirkt sich positiv auf die gute Zusammenarbeit aus. Es zeigt auch dem Patienten, dass wir ihn mit seinen Problemen ernst nehmen, unsere Empathie einbringen und uns bestmöglich um ihn kümmern.

8.1.3 Fazit

Neben den erworbenen Kenntnissen durch die Ausbildung zum Wundexperten ICW und der regen Teilnahme zahlreicher Fortbildungen können wir unsere Fachkompetenz auch durch die regelmäßigen Wundnetz-Gruppentreffen auf dem neusten Stand halten. Der interdisziplinäre Austausch ist sehr wertvoll für uns. So können wir während einer interdisziplinären Fallkonferenz auch verschiedene Sichtweisen aufzeigen und verstehen.

Wurde beispielsweise ein Patient im Krankenhaus versorgt und nach Hause oder in die Pflegeeinrichtung übergeleitet, so ist es für das klinische Wundmanagement sehr interessant zu erfahren, wie sich der Wundheilungsverlauf zu Hause bzw. stationär in der Pflegeeinrichtung weiterentwickelt hat. Es wird dann diskutiert, ob und wo Optimierungen nötig sind; oder es findet ein Erfahrungsaustausch bei auftretenden Problemen statt und der Therapieplan wird neu evaluiert.

Diese Konferenzen stärken unsere Zusammenarbeit und schließen jedes Konkurrenzdenken aus. Auch das Gruppengefühl wird gestärkt, und mit der Zeit sind wir zu einer guten Einheit zusammengewachsen. Dieses schafft auch das nötige Selbstbewusstsein, um sich auf Augenhöhe mit den behandelten Ärzten austauschen zu können. Die tradierte Zusammenarbeit zwischen Medizin und Pflege im Bereich der Wundversorgung sollte endlich durch den Gesetzgeber zeitgerecht überarbeitet werden. Ebenso wie durch die Kostenträger mit dem Ziel einer sachgerechten Finanzierung!

Wichtig

Wir wünschen uns, dass zukünftig flächendeckend regional einheitliche Wundüberleitungsbögen eingesetzt werden, um dadurch die Informationsweitergabe zu vereinfachen und somit »EINE SPRACHE ZU SPRECHEN«. Als nächstes Projekt wünschen wir uns die Erarbeitung und Etablierung eines »Wundpasses«, den der Patient mit einer chronischen Wunde bei sich trägt. Er sollte die zentralen Informationen (wie Wunddiagnose, Klassifikation, Lokalisation, Allergien usw.) übersichtlich in Scheckkartengröße enthalten, damit der Patient im Notfall die wichtigsten Daten vorweisen kann.

8.2 Aus der stationären Pflege – Barrieren und Lösungen

Michael Winnewisser, Michael Heilig, Inna Kraus

Worauf kommt es bei der fachgerechten Versorgung und Überleitung von Menschen mit Dekubitus, Diabetischem Fußulcus und gefäßbedingten Ulcus cruris an und worauf müssen Pflegende in stationären Einrichtungen achten? Diese Fragen möchten wir aus der Perspektive der stationären Pflege beleuchten.

8.2.1 Herausforderung chronische Wunde

Eine Wunde gilt als chronisch, wenn sich auch nach einigen Wochen und Monaten unter fachgerechter Therapie keine Heilungstendenz zeigt. Doch nicht nur die Wunde selbst stellt für viele Betroffene eine große Herausforderung dar, sondern die ihr zugrunde liegende Erkrankung – beispielsweise eine venöse Stauung, eine arterielle Minderversorgung – sowie auch das Zusammenwirken vieler beteiligter Personen, wie z. B. Ärzte aus dem Krankenhaus, Hautarzt, Hausarzt, Pflegekräfte aus Krankenhaus und Pflegeheimen, Wundexperten und vor allem die Zusammenarbeit der beteiligten Personen und die daraus resultierende Kommunikation untereinander.

Neben Schmerzen sind es vor allem Beeinträchtigungen in der Lebensqualität, die betroffene Personen dadurch hinnehmen müssen und worauf in den Pflegeheimen der Fokus ebenfalls liegen sollte.
Das Ziel einer zeitgemäßen Behandlung chronischer Wunden besteht also außer in der lokalen Versorgung vor allem in der Versorgung des Menschen hinter der Wunde.

Der **Überleitungsbogen Wunde** vom Netzwerk Wunde (Neckar-Odenwald-Kreis) ist hierbei das zentrale Werkzeug einer guten und intakten verbalen und nonverbalen Kommunikation. Hierbei ist es von größter Wichtigkeit, den Bogen bei den regelmäßigen Treffen mit Pflegefachkräften aus den Bereichen Krankenhaus, ambulanten und stationären Pflegeeinrichtungen, Ärzten und weiteren Personen von Sanitätshäusern, Therapeuten und Pharmaindustrie zu thematisieren und auch in Einrichtungen bekannt zu machen, die nicht aktiv im Netzwerk tätig sind. Der Überleitungsbogen erfährt bei diesen regelmäßigen Treffen eine enorme Transparenz aller beteiligten Gruppen und bietet **Orientierungsmöglichkeiten**.

Für die weiterführenden beteiligten Gruppen (wie Wundbeauftragte und Pflegefachkräfte aus Pflegeheimen sowie Therapeuten und den zuständigen Hausärzten) dient der Überleitungsbogen als Grundlage für die weitere Behandlung.

Praxisbeispiele

Herr Müller hat seit fünf Jahren einen Diabetes mellitus und spritzt sich seitdem selbst Insulin. Mit den regelmäßigen Blutzuckereinstellungen und der diabetischen Kost nimmt er es nicht so ernst. Sein soziales Umfeld meidet ihn immer mehr. Vor zwei Jahren bekam er Probleme mit den Füßen und ist seither regelmäßiger Patient im Krankenhaus.

Frau Schmitt hat seit Jahren offene Beine und durch ihre derzeitige Immobilität einen Dekubitus Kategorie 2. Sie leidet seit Jahren unter Krampfadern, wodurch das Bein offen wurde. Die Ärzte redeten ihr immer zu, sie solle unbedingt die Kompressionsstrümpfe tragen und viel laufen. Seit einiger Zeit sind ihre Beine geschwollen, Sie bekommt Schmerzen und kann Treppen sehr schlecht steigen. Ihr Ehemann ist mit der Situation völlig überfordert und weiß nicht mehr weiter.

So unterschiedlich diese beiden Beispiele sind, so verschieden sind die zugrunde liegenden Wunden, so individuell ist der Mensch. Deshalb sind ein individuelles Vorgehen, ein einheitliches Zusammenarbeiten aller beteiligten Personen und eine Kommunikation in schriftlicher und mündlicher Form enorm wichtig. Dafür telefonieren etwa die zuständige Fachkraft für Pflegeüberleitung oder die Wundexpertin mit den weiterführenden Heimen und geben wichtige Informationen weiter, wie etwa zum sozialen Umfeld, zum aktuellen Stand der Wundversorgung oder zum Menschen hinter der Wunde.

Chronische Wunden sind nicht nur schlecht heilende Wunden, wie man früher angenommen hatte. Das Wort »chronisch« steht nicht allein für die Dauer der Behandlung dieser Wunden. Chronische Wunden haben meist eine eigene Ursache, die häufig über einen längeren Zeitraum zur Schädigung des Gewebes und in Folge zur chronischen Wunde führt. Dies ist aber nur die medizinische Sichtweise.

Hierbei kommen das Krankenhaus und die zuständigen Wundexperten aus der Pflege ins Spiel. Die Überleitung und die **pflegerische Sichtweise** beschäftigen sich mit den Auswirkungen einer chronischen Wunde auf das Leben dieser Menschen, denn chronische Wunden verändern das Leben gewaltig und vor allem langfristig. Betroffene suchen meist erst dann ein Krankenhaus oder den Arzt auf, wenn Sie mit ihrem Leben nicht mehr alleine zurechtkommen. Deshalb steht auch nicht die lokale Versorgung der chronischen Wunde oder des Dekubitus im Fokus, sondern die Erhaltung und Förderung der Lebensqualität. Schon seit dem Inkrafttreten im Jahr 2009 richtet der Standard sein Hauptaugenmerk vor allem auf Maßnahmen zur Verbesserung der Alltagssituation von betroffenen Personen und auf deren Fähigkeiten zum gesundheitlichen Selbstmanagement, die es zu fördern und zu verbessern gilt. Solche wichtigen Informationen erhalten wir nur durch ein gut funktionierendes Netzwerk bei der Überleitung zwischen Krankenhaus und Pflegeheim, in dem es feste Ansprechpartner wie Wohnbereichsleitungen und Wundbeauftragte in den jeweiligen Einrichtungen gibt, die die fachlichen Kompetenzen hierzu haben und sich durch Weiterbildungen aneignen. In einigen stationären Einrichtungen kommen noch externe Wundbeauftragte mit ins Spiel, um die Fachlichkeit zu erhöhen.

Wenn alle beteiligten Personen den Patienten in die Versorgung seiner chronischen Wunde einbeziehen, erhöht dies das Wohlbefinden des Wundpatienten und wirkt sich positiv auf den Heilungsprozess aus. Aber es gibt auch Patienten, die »alles besser wissen« und den Anordnungen nicht folgen.

Jedoch gibt es eine eindeutige Verordnung durch den Arzt, eine Anforderung an die Versorgungsqualität durch die Krankenkasse, es gibt das erklärte Ziel, die Wunde zum Abheilen zu bringen und es gibt eben Menschen hinter der Wunde mit all ihren Krankheitsbildern.

Der »Expertenstandard Wunde«

Der Expertenstandard Pflege von Menschen mit chronischen Wunden hat fünf Handlungsebenen:

1. Handlungsebene 1 ist die **Einschätzungsebene** zur Identifikation von Menschen mit chronischen Wunden.
2. Handlungsebene 2 ist die Planungsebene, auf der das **Wissen zur Behandlung** wundbedingter Einschränkungen angeordnet ist.
3. Handlungsebene 3 ist die Durchführungsebene, auf der **Maßnahmen koordiniert werden und eine Netzwerkbildung** erfolgt.
4. Handlungsebene 4 ist die Beratungsebene. Hier geht es ums **Informieren, Beraten, Schulen, Anleiten.**
5. Handlungsebene 5 ist die Beurteilungsebene mit dem Ziel der **Verbesserung der Lebensqualität**.

Eine phasengerechte Wundbehandlung wird durch unbekannte Wundursachen, die unübersichtliche Produktvielfalt bei Wundauflagen und eine erschwerte unwegsame Kommunikation zwischen Ärzten und Pflegekräften aus Krankenhaus und stationären Einrichtungen erschwert. Eine Hilfe kann die Wunduhr® von Bültemann & Riepe sein – ein handliches wie anschauliches Werkzeug. Mit der Wunduhr® wird eine moderne Wundbehandlung anschaulich erklärt, der Zugang zu den zahlreichen Wundauflagen produktneutral übersichtlich gemacht und die Kommunikation zwischen Arzt, Pflege und Patient vereinfacht.

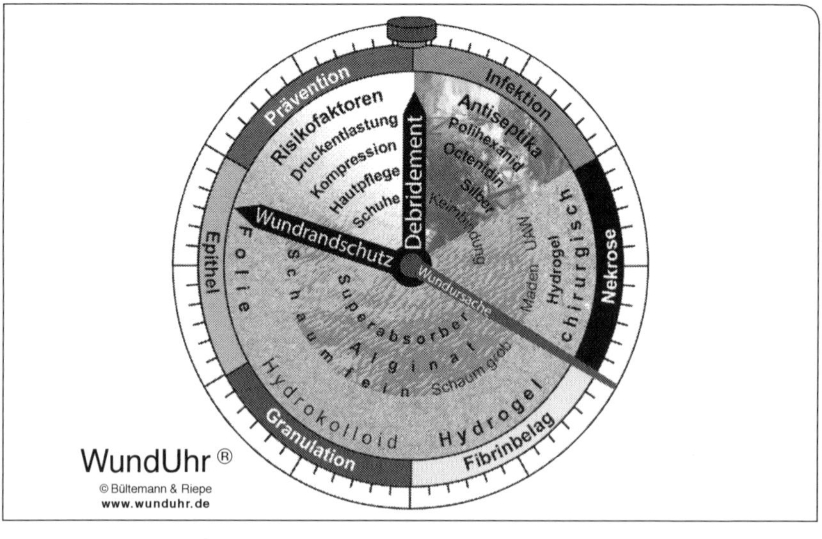

Abb. 3: Die Wunduhr® nach Bültemann & Riepe.

Das Netzwerk Wunde Neckar-Odenwald-Kreis (NOK)

Zeitgemäßes Wundmanagement ist mehr als eine Reihe von Verbandswechseln. Zeitgemäßes Wundmanagement verbessert nicht nur die medizinischen und pflegerischen Standards, sondern auch die die Lebensqualität der Patienten mit chronischen Wunden.

Zeitgemäßes Wundmanagement erfordert eine interdisziplinäre Vernetzung der unterschiedlichsten Gesundheitsberufe, denn eine adäquate Versorgung chronischer Wunden kann nur gemeinsam, im funktionierenden Zusammenspiel zwischen behandelndem Arzt, Pflegefachkraft, Wundexperte, Krankenhaus, Patient und entsprechenden Wundprodukten erfolgen.

Nur wer seine Kenntnisse und Fähigkeiten ständig auffrischt, kann den berufsspezifischen Anforderungen mit einer zeitgemäßen Versorgung chronischer Wundpatienten Rechnung tragen.

Genau diese Aspekte lernen wir gemeinsam bei den regelmäßigen Treffen aller Berufsgruppen durch den Austausch untereinander kennen. Hierbei lernen sich alle beteiligten Berufsgruppen näher kennen.

Die Ziele des Netzwerks NOK sind es, die Lebensqualität der Betroffenen zu verbessern und die interprofessionelle und interdisziplinäre Zusammenarbeit bei Diagnostik, Therapie und Versorgung von Patienten mit chronischen Wunden zu fördern.

Im Netzwerk NOK nehmen sich unterschiedliche Gesundheitsberufe, außer Kosmetikerinnen, die Zeit, um Wunden zu heilen.

Wie schreibt Mark Twain so schön: »Die Zeit mag Wunden heilen, aber sie ist eine miserable Kosmetikerin.«

8.2.2 Lösungen

Der Überleitungsbogen Wunde ist das A und O einer überleitenden Wunde und ein wichtiges Werkzeug für das weitere Tun. Ebenfalls sollte ständig über den Überleitungsbogen gesprochen werden, der auch ggf. regelmäßig überarbeitet wird. Somit erzeugt man die notwendige Transparenz und betont die Wichtigkeit dessen. Ständige Transparenz des Netzwerkes in verschiedenen Gremien und Veranstaltungen – das Netzwerk schafft Verpflichtungen, Vertrauen und Fachlichkeit.

Bei der Überleitung ist es von großer Wichtigkeit, dass man mit dem zuständigen Personal und der Überleitung in Kontakt steht, ggf. eine Übergabe am Bett durchführt.

Die Transparenz, die der Expertenstandard für alle beteiligten Gruppen schafft:

- Einhaltung der Handlungsebenen für alle beteiligten Personen
- Interdisziplinäre Wundzentren und Wundnetze
- Einführung eines einheitlichen Wundregisters, um die Datenlage zu verbessern
- Einführung von praktischen anschaulichen Werkzeugen wie etwa der Wunduhr® bei allen Beteiligten

Mögliche Barrieren sind:

- Datenschutz
- Fehlen von festen und geschulten Ansprechpartnern in den jeweiligen Krankenhäusern und in den jeweiligen stationären Einrichtungen
- Mangel an gut ausgebildetem, motiviertem und engagiertem Pflegepersonal
- Wenig Zeit, um die Risikobewertung, ausführliche Überleitung und daraus abzuleitende Rückschlüsse für die Präventionsmaßnahmen durchzuführen
- Nicht ausreichende Kompetenz der Pflegefachkraft gegenüber den zuständigen Ärzten
- Kein regelmäßiger Austausch und Treffen aller beteiligten Personen, die sich gezielt wahrnehmen, sensibilisieren und auseinandersetzen
- Man spricht keine gemeinsame gleiche Sprache.
- Nicht-Einhaltung der Expertenstandards
- Krankenhäuser übernehmen meist die Behandlungen und Therapien aus Pflegeheimen nicht
- Hausärzte übernehmen die Behandlungsmöglichkeiten aus den Krankenhäusern nicht (Budgetierung).

TEIL III

AUSBLICK

9 NETZWERKBILDUNG IM GESUNDHEITS-WESEN

Stefanie Kortekamp

Nach der Industrie hat auch die Gesundheitswirtschaft erkannt, dass gemeinsames Handeln in Ketten oder Netzwerken einen Mehrwert generiert. Dienstleistungsnetze im Gesundheitswesen unterliegen dabei folgenden Bedingungen:

Sie haben in den Sektoren- und Organisationsgrenzen systemimmanente Schnittstellen zu überwinden und sind oft »passiv« initiiert, d.h. durch den Patienten zur Zusammenarbeit bestimmt. Die Ergebnisqualität hängt maßgeblich von der sektorenübergreifenden Prozess- und der multiprofessionellen Kooperationsqualität ab. Dieser iterative Qualitätsgewinn ist somit vom Patienten (Adherence), den Leistungserbringern und den Einzelorganisationen beeinflussbar.

Indem sich eine Person einer Gesundheitsorganisation als Patient anvertraut und nachfolgend aus der Behandlung sowie der Art und Weise der Organisation und Strukturierung einer Behandlung, können sich Risiken für den Patienten ergeben, die theoretisch vermeidbar sind.[24] Der Systemansatz[25] impliziert, dass Fehler nicht nur vom einzelnen Leistungserbringer ausgehen, sondern auch vom System als Ganzem[26]. Zu nennen ist hier einerseits die sektorale Aufteilung des deutschen Gesundheitssystems. Diese bietet eine große Angriffsfläche, indem die Leistungserbringung und deren Prozesse nur bis an die jeweiligen Sektorengrenzen gedacht und strukturiert werden. Andererseits sind die individuell gewachsenen Strukturen der ambulanten Gesundheitsversorgung zu beachten, die gekennzeichnet sind durch die rechtlichen, finanziellen und prozessualen Grenzen der einzelnen Leistungserbringerorganisation.[27]

---

24 Vgl. Holzer E et al. (2005): S. 20
25 Vgl. Reason J (2000): S. 393–396
26 Vgl. Porter M E, Guth C (2012): S. 29ff.
27 Vgl. Kortekamp S, Friedemann J, Meyer H J (2014): S. 16

Die Auswirkungen sind in dreierlei Hinsicht spürbar:
1. In einer deutlich höheren Belastung der Kostenträger
2. In einer unbefriedigenden, weil nicht beeinflussbaren Arbeitssituation für die Leistungserbringer, z. B. durch inadäquate Informationsströme (zu wenig, zu spät, ...)
3. In der suboptimalen Ergebnisqualität für den betroffenen Patienten, in Form von Versorgungseinbrüchen und Drehtüreffekten

Das Wohl des Patienten beruht somit, aufgrund jeweils unterschiedlicher gesetzlicher und vertraglicher Rahmenbedingungen, auf der ungeregelten Selbstabstimmung der jeweils in den Behandlungsprozess involvierten Leistungserbringer.[28]

Eine erste logische Folgeentwicklung ist im Netzwerkaufbau zu sehen. Einzelorganisationen schließen sich innersektoral und/oder über Sektorengrenzen hinweg zu Netzwerken zusammen. Prozessketten enden nicht mehr an Organisationsgrenzen, sondern werden organisationsübergreifend ergänzt bzw. während des Netzwerkaufbaus analysiert und multi-organisational gestaltet. Arbeitsprozesse und Informationsströme zielen dann als transprofessionelle Einheit auf eine optimierte Ergebnisqualität für den Patienten.

9.1 Wie wird ein soziales Netzwerk definiert?

Barnes, der als Urheber des Begriffs soziales Netzwerk gilt, beschreibt dieses folgendermaßen:

»The image I have is a set of Points some of which are joined by lines. The points of the image are people, or sometimes groups, and the lines indicate which people interact with each other."[29]

In der Kombination mit einem IT-geprägten Ansatz, in dem ein Netzwerk aus dem Verbund mehrerer Rechner oder Rechnergruppen zum Zweck der

---

[28] Vgl. Kortekamp S, Friedemann J, Meyer H J (2014): S. 16
[29] Vgl. Barnes (1954): S. 40

Datenkommunikation besteht, kann der heutige Anspruch an die Netzwerkarbeit befriedigt werden.

Vernetzung, als ein Begriff zur Beschreibung der Verknüpfungen zwischen einzelnen Elementen und Variablen in einem komplexen System, führt somit durch die Anwendung der sozialen Netzwerktheorie[30] zu einem deutlichen Qualitätsgewinn, indem sie die Arbeit im Netzwerk zur Netzwerkarbeit umwidmet.

»Netzwerke bestehen nicht aus beteiligten Systemen, den Knotenpunkten, sondern aus den dazwischen liegenden Bindungen.« [31]

Die Qualität eines Netzwerkes, der Netzwerkarbeit und die Ergebnisqualität stehen und fallen mit den agierenden Personen! Diese können (persönliche Rahmenbedingungen/Engagement) oder müssen (organisationsbedingte Rahmenbedingungen/bewilligte Ressourcen) ihre Netzwerkleistungen durchaus unterschiedlich gestalten. Gemeint ist das gesamte Spektrum von der einzelnen Tätigkeit als Aktion bzw. Reaktion, die Gestaltung von Prozessketten, der Informationsfluss, die Logistik von Informationsträgern und Waren einschließlich und besonders der interprofessionellen und interdisziplinären Kommunikation.

9.2 Welche Vorteile bietet diese Form der Kooperation? Welche Ziele werden verfolgt?

Aus betriebswirtschaftlicher Sichtweise definieren Becker et al.[32] folgende Vorteile bzw. Ziele:

- Eigene Geschäftsziele mithilfe strategischer Allianzen erfolgreicher angehen
- Unterstützung durch erfahrene Partner für eigene Innovationsprozesse sicherstellen

---

30 Vgl. Kruse J (2005): Soziale Netzwerkarbeit im Spiegel gegenwärtiger Diskurse. In: Sozialmagazin, 30. Jg., S. 37

31 Vgl. Kruse a.a.O.

32 Vgl. Becker et al. (2011): S. 5

- Benötigte Kompetenzen und Ressourcen zusammenführen, für die beteiligten Unternehmen nutzbar machen und dadurch Kosten sparen
- Ideen und Anregungen jenseits des eigenen »Tellerrands« bekommen
- Leistungen erbringen, die die Wettbewerbsfähigkeit am Markt entscheidend erhöhen, aber von keinem Partner aus eigener Kraft erbracht werden können

Im Kontext des Gesundheitswesens müssen diese Vorteile/Ziele auf den Patienten ausgerichtet und deshalb um die gemeinsame Optimierung der Ergebnisqualität für den Patienten erweitert werden. Iterativ spiegelt sich dieser Qualitätsgewinn auch auf die Leistungserbringer und in die Organisationen in Form von Arbeitszufriedenheit und Wettbewerbsfähigkeit zurück.

Ein Best-Practice-Beispiel stellt das Wundnetz Neckar-Odenwald dar. Das Motto »Schnittstelle-Nahtstelle-Wundmanagement« fokussiert die sektorenübergreifende Netzwerkarbeit zur Sicherstellung einer bedarfsgerechten Weiterversorgung nach einem Krankenhausaufenthalt. Involviert sind die Berufsgruppen Ärzte, Pflegefachkräfte, Podologen und Mitarbeiter von Sanitätshäusern, die durch ein gemeinsames Wundmanagement einerseits ein optimales Versorgungsergebnis für den Patienten herstellen, andererseits Versorgungseinbrüchen und Drehtüreffekten vorbeugen wollen.

9.3 Was ist der Auslöser für ein solches Netzwerk?

Grundsätzlich gibt es zwei Ansätze, die sich sowohl durch den Promotor als auch durch die Tragfähigkeit unterscheiden.

1. Aus einem Missstand heraus entwickeln eine oder mehrere Personen die Vorstellung eines Optimums, eine Idee. Für diese Idee setzen sie sich ein, werden zu Promotoren und suchen nach geeigneten Kooperationspartnern mit gleicher Interessenlage und übergreifender Zielsetzung. Stimmt die Idee mit den Interessen der eigenen Organisation überein, kann dafür ggf. zusätzlich auf zeitliche, finanzielle und Humanressourcen sowie deren Kompetenzen zurückgegriffen werden. Gibt es keine Parallelen zum strategischen Organisationsmanagement, hängen sowohl die Auf-

bauphase als auch die Konstituierung des Netzwerkes allein von den Ressourcen des Promotors/der Promotoren ab.

2. Alternativ werden die Kooperationspartner aufgrund des Selbstbestimmungsrechts des Patienten von diesem zusammengeführt. Aus einer solchen Konstellation heraus entwickeln sich selten tragfähige und nachhaltige Netzwerke, da Voraussetzung (Idee), Promotoren und Ressourcen fehlen. Ein weiteres Hindernis ist die fragile Netzwerkstruktur, die in diesem Fall ggf. nur für einen Patienten zusammengeführt wird und mit dessen Behandlungsende die gemeinsame Aufgabe, das Ziel entfällt.

9.4 Welche Voraussetzungen müssen gegeben sein?

Nach Howaldt und Ellerkmann ist das Vertrauen »eine zentrale Voraussetzung der Kooperationsarbeit«[33]. Es basiert einerseits auf persönlichen Faktoren, andererseits auf der Erfüllung des erwarteten Outcomes für jeden Netzwerkpartner und ist damit auch als iteratives Gestaltungselement zu betrachten.

Neben gemeinsamen Erfolgen kann Netzwerkarbeit auch durch Konflikte und Krisen geprägt sein. Besonders in der Aufbauphase sind divergierende Interessenlagen in eine hinreichend offene und effiziente, meint ergebnisorientierte Prozesskette einzubringen.

Die Promotoren bzw. die Netzwerkmanager übernehmen die Aufgabe, die Effizienz der Einzelleistungen aller Leistungserbringung aufeinander abzustimmen. Das anzustrebende Ziel ist ein Pareto-Optimum[34], eine Win-win-Situation für alle Beteiligten. Die Netzwerkstrukturen müssen jedoch flexibel bleiben, um sich an Systemänderungen anzupassen.

---

[33] Vgl. Howaldt J, Ellerkmann F (2011): Entwicklungsphasen von Netzwerken und Unternehmenskooperationen, in: Becker et al (2011), S. 24 f.

[34] Ein Pareto-Optimum (auch Pareto-effizienter Zustand), benannt nach dem Ökonomen und Soziologen Vilfredo Pareto (1848–1923), ist ein Zustand, in dem es nicht möglich ist, eine Eigenschaft zu verbessern, ohne zugleich eine andere verschlechtern zu müssen. Vilfredo Pareto bezog sich ursprünglich auf Individuen anstatt Eigenschaften/Parameter. Quelle: letzter Zugriff 28.11.2015 https://de.wikipedia.org/wiki/Pareto-Optimum

9.5 Welche Perspektiven[35] eignen sich zur Klassifizierung von Netzwerken?

9.5.1 Nach den zu leistenden Koordinationsaufgaben, lassen sich hierarchisch-pyramidale von polyzentrischen Netzwerken unterscheiden:

- Hierarchisch-pyramidale Netzwerke: Ein Unternehmen in dem Netzwerk besitzt die Führerschaft, die anderen Unternehmen richten ihre Ziele und Aktivitäten nach diesem führenden (sogenannten fokalen) Unternehmen aus (z. B. kann ein Krankenhaus federführend in einer Versorgungspartnerschaft mit niedergelassenen Ärzten, Sanitätshäusern, Podologischen Praxen etc. sein).
- Polyzentrische Netzwerke: Die Unternehmen dieses Netzwerkes sind als gleichrangig anzusehen; die Abhängigkeiten zwischen den Unternehmen sowie Art und Inhalt der Zusammenarbeit werden flexibel nach den anstehenden Aufgaben ausgerichtet (z. B. die an einem onkologischen Netz beteiligten Krankenhäuser/Krankenhausabteilungen und niedergelassenen Ärzte).

9.5.2 Nach der Form der Arbeitsteilung innerhalb von Unternehmensnetzwerken werden horizontale, vertikale und diagonale Kooperationen unterschieden:

- Horizontale Kooperationen bestehen zwischen Unternehmen derselben Markt- oder Versorgungsstufe (z. B. zwischen Arztpraxen), deren Produkte und Dienstleistungen ähnlich sein können. Dadurch ergeben sich Chancen der gemeinschaftlichen Aufgabenerfüllung: Austausch und konsiliare Beratung, gemeinsamer Einkauf, gemeinschaftliche Nutzung von (Groß-)Geräten etc.
- Vertikale Kooperationen führen Unternehmen unterschiedlicher Versorgungsstufen zusammen (z. B. niedergelassene Ärzte und Krankenhäuser). Dadurch sollen Patientenströme besser gesteuert und Versorgungs-

35 Vgl. Georg A (2011): S. 215/216

prozesse besser koordiniert werden. Durch Know-how-Transfer werden darüber hinaus integrierte Verbundleistungen mit größerem Patientenservice angeboten.

- Diagonale Kooperationen sind immer dort gegeben, wo Unternehmen branchenübergreifend zusammenarbeiten (z. B. Ärzte und Medizintechniker). Seltener geht es dabei um standardisierte Leistungen, vielmehr wird die Integration verschiedener Wissensbestände zur Entwicklung neuer Produkte und Dienstleistungen (z. B. Entwicklung bildgebender Verfahren in der Diagnostik) oder spezieller betriebsindividueller Problemlösungen genutzt.

9.5.3 Letztlich werden Netzwerke nach dem Ziel bzw. der konkreten Aufgabenstellung eingeteilt in:

- Vertriebs- und Distributionsnetzwerke
- Entwicklungsnetzwerke
- Produktions- und Zuliefernetzwerke oder
- Dienstleistungsnetzwerke

Für die Klassifizierung eines konkreten Netzwerkes werden alle drei Perspektiven herangezogen.

9.6 Wie ist das Gesundheits- und Pflegenetz Neckar-Odenwald-Kreis, AG Wunde ICW/Buchen in diesen Kontext einzuordnen?

Die Grundlage des Netzwerks bildet folgende Idee/Vision:
»Modernes Wundmanagement erfordert die interdisziplinäre Zusammenarbeit und Vernetzung der unterschiedlichsten Gesundheitsberufe …
… denn Wundmanagement ist mehr als eine Reihe von Verbandswechseln!«[36]

---

36 Vgl. Mader A (2015): o. S.

Das Netzwerk wurde von Promotoren aus dem Krankenhaus als federführende Organisation heraus initiiert, um eine Versorgungspartnerschaft mit niedergelassenen Ärzten, Sanitätshäusern, Podologischen Praxen (und ggf. weiteren wichtigen Netzwerkpartnern) aufzubauen. Das Ziel: ein multiprofessionelles, patientenzentriertes Versorgungsmanagement!

Somit dient das Gesundheits- und Pflegenetz Neckar-Odenwald-Kreis als hierarchisch-pyramidales, vertikales Dienstleistungsnetzwerk der Optimierung der Ergebnisqualität für den Patienten.

Literatur Kap. 9

Barnes, J. A. (1954): Class and committees in a Norwegian island parish. In: Human Relation 7: 39–58.

Becker, T. et al. (2011): Netzwerke – praktikabel und zukunftsfähig. In: Becker, T. et al. (Hrsg.): Netzwerkmanagement. Mit Kooperation zum Unternehmenserfolg. 3., überarbeitete und erweiterte Aufl., Heidelberg: Springer Verlag: 3–11.

Georg, A. (2011): Kooperationsnetze in der Gesundheitswirtschaft. In: Becker, T. (Hrsg.): Netzwerkmanagement. Mit Kooperation zum Unternehmenserfolg. 3., überarbeitete und erweiterte Aufl., Heidelberg: Springer Verlag.

Holzer, E.; Thomeczek, Ch.; Hauke, E.; Conen, D.; Hochreutener, M.-A. (2005): Patientensicherheit. Leitfaden für den Umgang mit Risiken im Gesundheitswesen, Wien: Facultas Verlags- und Buchhandels AG.

Howaldt, J.; Ellerkmann, F. (2011): Entwicklungsphasen von Netzwerken und Unternehmenskooperationen. In: Becker, T. et al. (Hrsg.): Netzwerkmanagement. Mit Kooperation zum Unternehmenserfolg. 3., überarbeitete und erweiterte Aufl., Heidelberg: Springer Verlag: 23–35

Kecskes, R.; Wolf, C. (1996): Konfession, Religion und soziale Netzwerke. Zur Bedeutung christlicher Religiosität in personalen Beziehungen. Opladen: Leske+Budrich.

Kortekamp, S.; Friedemann, J.; Meyer, H. J. (2014): Medikationsmanagement in Alten- und Pflegeeinrichtungen. Eine interdisziplinäre Prozesskette. In: Professional Process 01/2014: 16–18.

Kruse, J. (2005): Soziale Netzwerkarbeit im Spiegel gegenwärtiger Diskurse. In: Sozialmagazin, 30. Jg.: 37 ff.

Mader, A. (2015): Schmerzhafte Schnittstellen vermeiden – »Eine Sprache sprechen«. Vortrag im Rahmen der Arbeitsgruppensitzung der Arbeitsgruppe Wunde NOK am 15.04.2015, Buchen.

Porter, M. E.; Guth, C. (2012): Chancen für das deutsche Gesundheitssystem. Von Partikularinteressen zu mehr Patientennutzen. Heidelberg: Springer.

Reason, J. (2000): Human error: models and management. BMJ 172:303–396.

10 FAZIT

Die Versorgung chronischer Wunden unterliegt einem permanenten Entwicklungsprozess und ist auf die Kontinuität der Zusammenarbeit aller angewiesen!

Viele Praxisbeispiele belegen Therapieerfolge durch multidisziplinäre Zusammenarbeit und Netzwerke. Dennoch ist es nicht selbstverständlich, dass sich Institutionen in der ambulanten und stationären Versorgung für die Bildung von Netzwerken einsetzen bzw. dazu bereit sind.

Durch die langjährige Erfahrung und das damit verbundene Durchhaltevermögen besitzt unser Netzwerk das Potenzial, sich weiterzuentwickeln, auszubauen und sich gegenüber Neuem zu öffnen.

Ein wichtiger Zukunftsimpuls und Motor ist für uns die Aussicht, durch Zertifizierung und Vertragsgestaltung mit Unterstützung der ICW das Wundsiegel zu erlangen, um eine integrierte Versorgung mit einer leistungs- und aufwandbezogenen Vergütung mit den Kostenträgern zu gestalten.

Nach wie vor fehlen klare Unterstützungen und gesetzliche Regularien zur Förderung der Netzwerke.

Nach wie vor ist es weiterhin nötig – überall und immer wieder erneut – bei allen Beteiligten das Wissen darüber zu verankern, wie wirksam die moderne Wundversorgung und ihre phasengerechte Anwendung tatsächlich sind. Dies sollte in Zukunft nicht mehr hinterfragt werden!

Unser Netzwerk trägt sich bis heute konstant durch Verbundenheit, Loyalität und gemeinsame Kommunikation.

Durch diese enge Zusammenarbeit kam es vor allem im pflegefachlichen Bereich zur Entwicklung gemeinsamer Sichtweisen und Verständnisbildung für die unterschiedlichen Rahmenbedingungen.

Berufsseparatismus und Konkurrenzdenken konnten abgebaut werden, und es entstand eine kollegiale sektorenübergreifende Zusammenarbeit – eine Kommunikation bei Verlegung und Aufnahme innerhalb der Sektoren ist mittlerweile selbstverständlich.

Somit hat jede Institution oder Berufsgruppe eine Verantwortung für das gemeinsame Netzwerk im Sinne unserer Patienten.

Im Herbst 2015 konnte das zehnjährige Jubiläum der Gruppe gefeiert werden.

Die Arbeitsgruppe Wunde Buchen Odenwald ICW (Gesundheits- und Pflegenetz NOK) steht für den Mut, neue Wege zu gehen, Verantwortung zu übernehmen und trotz vieler Probleme und Hindernisse durchzuhalten.

Die Dinge haben nur den Wert, den man ihnen verleiht.

MOLIÈRE

LITERATUR

Arbeitshilfe Pflegeüberleitung 19.07.2013. MDK Baden-Württemberg, AG Pflegeüberleitung DBfK Südwest e. V.

Bostelaar, René A. (Hrsg.) (2008): Case Management im Krankenhaus. Aufsätze zum Kölner Modell in Theorie und Praxis. Hannover: Schlütersche Verlagsgesellschaft.

Baade, Katrin: Validität internationaler Fragebögen im direkten Vergleich. Wundmanagement Sonderheft 1/2013.

Deutsches Netzwerk für Qualitätsentwicklung in der Pflege (Hrsg.) (2015): Expertenstandard Pflege von Menschen mit chronischen Wunden. 1. Aktualisierung.

Ehlers, Corinna (2011): Care und Case Management. Berlin: Cornelsen Verlag.

Ehlers, Corinna; Müller Matthias (Hrsg.) (2008): Case Management als Brücke. In: Berliner Beiträge zu Bildung, Gesundheit und Sozialer Arbeit, Band IV. Uckerland: Schibri Verlag.

Günzel, Anett; Hilbig, Renate (2014): Exposee Case Management. Bayerische Pflegeakademie München.

Gerber, Veronika: Wundauflagen – was für wen? Bezahlbare, phasengerechte Behandlungskonzepte. In: Ars Medici 10/2008.

Gerber, Veronika: Was hindert den Patienten daran unsere Behandlung zu akzeptieren? In: Wundmanagement 2015 (5): 211-214).

Gerber, Veronika: Koordiniertes Wundmanagement durch Integrierte Versorgung. ICW.

Joosten, Marly (1997): Die Pflege-Überleitung vom Krankenhaus in die ambulante Betreuung und Altenpflege. Von der Lücke zur Brücke. Bremen: Altera Verlag.

QM/Geschäftsstelle ICW e.V.: Wundsiegel, Informationsleitfaden Zertifizierung von Wundmanagementsystemen.

König, Hannelore (2014): Handout Fallmanagement und Netzwerke; Versorgungspläne als Mittel zur Fallsteuerung. Case Management 2014. München: Bayerische Pflegeakademie.

Konzept Entlassungsmanagement der Neckar-Odenwald-Kliniken gGmbH 2012

Konzeption Pflegeüberleitung 2014. Expertengruppe Pflegeüberleitung Uniklinik Tübingen

Mader, Andrea (2014): Fallstudie Casemanagement, Zentrales Wundmanagement Neckar Odenwald Kliniken gGmbH. Krankenhausstandort Buchen

Matscheko, Norbert (2010): Patientenedukation – am Beispiel der Wundversorgung. München: Bayerische Pflegeakademie.

Protz, Kerstin; Timm, Jan (2009): Moderne Wundversorgung; München: Urban & Fischer Verlag.

Protz, Kerstin: Analyse der lokalen Wundsituation. In: Wundmanagement 2015(5): 218

Petermann, Franz: Non-Compliance: Merkmale, Kosten und Konsequenzen. In: Managed Care 2004 (4): 30-32.

Reibnitz, Dr. Christine von (2005): Modernes Wundmanagement im Spannungsfeld zwischen Anspruch und Wirtschaftlichkeit. Rechtsdepeche 05-2005.

Reibnitz, Dr. Christine von (Hrsg.) (2009): Case Management: praktisch und effizient. Heidelberg: Springer Verlag.

Sailer, M. (2010): Patientenedukation. In: Panfil, E.-M., Schröder, G. Pflege von Menschen mit chronischen Wunden. 1. Auflage, Bern: Verlag Hans Huber: 453.

Wingenfeld, Klaus (2002): Der Übergang des Krankenhauspatienten in die ambulante Pflege. In: Schaeffer, D./Ewers, M. (Hrsg.) (2002): Ambulant vor stationär. Bern: Huber.

Wingenfeld, Klaus (2011): Pflegerisches Entlassungsmanagement im Krankenhaus. Stuttgart: Kohlhammer.

REGISTER

MIX
Papier | Fördert gute Waldnutzung
FSC® C083411

Zeitfracht Medien GmbH
Ferdinand-Jühlke-Straße 7
99095 Erfurt, Deutschland
produktsicherheit@kolibri360.de